DES

ULCÉRATIONS

DU COL DE LA MATRICE,

ET DE

leurs diverses formes,

ENVISAGÉES SOUS LE TRIPLE RAPPORT DES CAUSES DE PRODUCTION,
DU DIAGNOSTIC DIFFÉRENTIEL ET DU TRAITEMENT,

PAR LE D.ʳ EDMOND PUEL,

Chevalier de la Légion-d'Honneur ; — Docteur en Médecine ; — Ancien Médecin
interne des Hôpitaux et Hospices civils de Paris ; — Médecin
ordinaire des Armées en retraite ; — Médecin du Lycée
impérial de Metz ; — Membre des Sociétés
médicales de Marseille, Metz,
Toulouse, etc., etc.

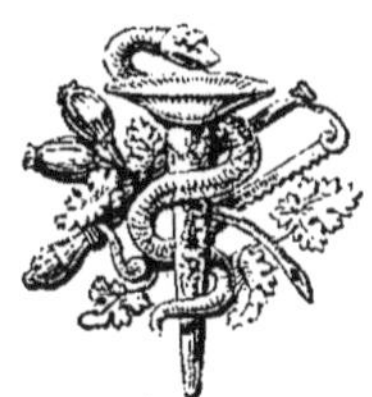

PARIS,

J.-B. BAILLIÈRE, Libraire de l'Académie impériale de Médecine,
rue de l'École-de-Médecine.

METZ,

VERRONNAIS, Imprimeur-Libraire et Lithographe, rue des
Jardins, 14.

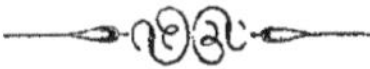

1854.

DES
ULCÉRATIONS
DU COL DE LA MATRICE.

DES
ULCÉRATIONS
DU COL DE LA MATRICE,

ET DE

leurs diverses formes,

ENVISAGÉES SOUS LE TRIPLE RAPPORT DES CAUSES DE PRODUCTION,
DU DIAGNOSTIC DIFFÉRENTIEL ET DU TRAITEMENT,

PAR LE D.ʳ EDMOND PUEL,

Chevalier de la Légion-d'Honneur ; — Docteur en Médecine ; — Ancien Médecin
interne des Hôpitaux et Hospices civils de Paris ; — Médecin
ordinaire des Armées en retraite ; — Médecin du Lycée
impérial de Metz ; — Membre des Sociétés
médicales de Marseille, Metz,
Toulouse, etc., etc.

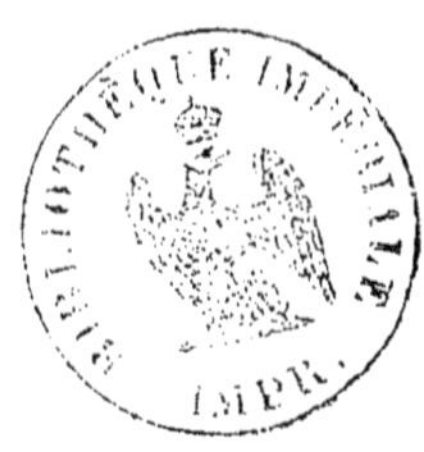

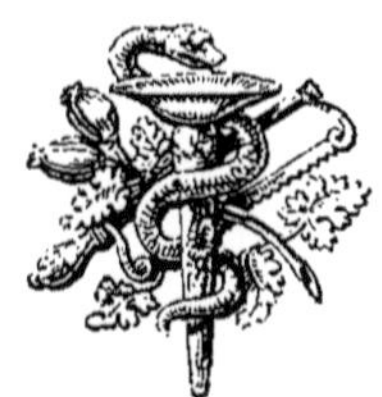

PARIS,

J.-B. BAILLIÈRE, Libraire de l'Académie impériale de Médecine,
rue de l'École-de-Médecine.

METZ,

VERRONNAIS, Imprimeur-Libraire et Lithogr., r. des Jardins, 14.

—

1854.

METZ, TYP. DE VERRONNAIS.

DES
ULCÉRATIONS
DU COL DE LA MATRICE,

ET DE

leurs diverses formes,

ENVISAGÉES SOUS LE TRIPLE RAPPORT DES CAUSES DE PRODUCTION,
DU DIAGNOSTIC DIFFÉRENTIEL ET DU TRAITEMENT.

INTRODUCTION.

Chaque jour vient apporter sa preuve à cette triste vérité, que la science médicale n'est pas faite. Ces paroles d'un de nos publicistes les plus judicieux sont parfaitement justifiées par les débats soulevés au sein de l'Académie de médecine, une première fois en 1849, à l'occasion des engorgements utérins, et dans ce moment (juillet 1854), au sujet des déviations de l'utérus. En effet, tout le monde doit être frappé de ce fait, que la plus grande divergence d'opinions se soit produite entre les hommes les plus éminents et les plus éclairés, précisément à l'occasion de lésions matérielles appréciables à la vue et au toucher.

Les nombreuses vicissitudes qu'ont subies depuis cinquante ans les traitements des affections utérines, doivent être attribuées d'abord à certaines théories étiologiques plus ou moins hasardées, ensuite à l'importance prédominante attachée tour à tour par divers chirurgiens, tantôt à la métrite chronique, tantôt à l'ulcération ou à l'engorgement du col. Aujourd'hui, suivant la remarque de M. Gibert, c'est au tour des déviations de l'organe à occuper le premier rang dans la pathologie utérine.

Les médecins du dernier siècle ne voyaient dans ces lésions que l'expression d'une diathèse générale que les moyens généraux étaient seuls capables de combattre. Aujourd'hui, au contraire, on ne voit dans ces affections qu'une lésion locale qui doit être combattue par des moyens locaux. C'est aux opinions et à la pratique de *Lisfranc* et de ses nombreux élèves qu'il faut attribuer surtout la propagation de cette théorie trop absolue. Pour lui, le fameux adage de Van-Helmont, *propter uterum mulier est quod est*, n'était pas une lettre morte : la pathologie presqu'entière de la femme se concentrait dans l'utérus. Le plus petit écoulement vaginal était pour lui le prélude des accidents les plus graves qu'il combattait par le traitement le plus énergique. Heureusement qu'une salutaire réaction paraît s'opérer de nos jours contre ces étranges exagérations. Quelques médecins ramenés à une plus juste appréciation des faits, tout en constatant l'utilité d'un traitement local, veulent bien reconnaître les avantages d'un traitement général capable de modifier la constitution.

La thérapeutique, généralement adoptée au commencement de ce siècle dans les maladies des femmes, était plus rationnelle et plus efficace que la pratique chirurgicale devenue banale dans ces dernières années, par l'influence et le patronage de quelques chirurgiens de notre époque. Longtemps nous avons suivi nous-même les errements consacrés par les auteurs modernes, et notre pratique a été conforme à leurs préceptes. Mais l'expérience étant venue nous éclairer dans la marche que nous devions suivre désormais, nous avons réformé notre pratique, complètement édifié sur la mauvaise voie dans laquelle nous étions engagé.

L'observation rigoureuse des faits nous a appris, en effet, 1.º que certaines altérations et variations de volume, de forme et de couleur du col utérin, signalées à tort par quelques chirurgiens comme l'origine et le point de départ d'un certain nombre de phénomènes morbides chez les femmes, pouvaient se révéler à l'examen sans donner lieu à aucun des accidents qn'on leur avait gratuitement attribués ; 2.º que les accidents que *Lisfranc* en particulier avait regardés comme le cortége obligé des engorgements, pouvaient se rencontrer sans aucune altération locale, parce que la matrice participe, dans certains cas, à la faiblesse comme à l'excitation nerveuse de toute l'économie ; 3.º que ces altérations (déplacements divers, engorgements, ulcérations) doivent, dans beaucoup de circonstances, être rapportées à d'autres causes qu'à des lésions locales ; 4.º enfin, que le plus grand nombre de ces lésions, lorsqu'elles ne sont pas la suite de l'accouchement ou d'une cause traumatique, doivent être attribuées à un état diathésique spécial ou à un trouble constitutionnel qui réclame, outre l'emploi des moyens locaux, une médication générale modificative.

Cette doctrine, qui est conforme aux idées des anciens, n'est pas professée par tous les praticiens, bien s'en faut. Outre Lisfranc qui, sous l'empire de la médecine physiologique, donnait à toutes les maladies chroniques de l'utérus l'inflammation pour point de départ unique, et l'ulcération et l'engorgement comme résultat constant, on voit encore beau-

coup de médecins, même parmi les sommités de la
science, partager cette opinion trop absolue.
M. Baud, dans un mémoire qu'il a présenté à
l'Académie de médecine en 1849, est le premier,
je crois, qui se soit élevé avec le plus d'éclat
contre les doctrines de l'école de Paris en ce qui
concerne les affections utérines. Bien que les idées
de M. Baud nous paraissent peut-être trop exclusives,
il a le mérite, à nos yeux, d'avoir signalé une vérité
trop longtemps méconnue et dont l'application dans
des cas nombreux a conduit, par une médication
générale, à des succès qu'on n'obtenait point par le
seul traitement local.

Après avoir fait connaître l'esprit dans lequel est
envisagé le sujet que nous devons traiter dans ce
mémoire, il nous reste à exposer le plan de notre
travail.

Il sera divisé en deux parties :

La première sera consacrée aux lésions utérines
qui précèdent la formation des ulcérations.

Dans la seconde, nous traiterons en particulier
des formes diverses qu'affectent ces ulcérations par
rapport à leurs causes de production.

PREMIÈRE PARTIE.

DES LÉSIONS UTÉRINES QUI PRÉCÈDENT LA FORMATION DES ULCÉRATIONS.

CHAPITRE Ier — La maladie débutant par le tissu propre de l'organe a pour effet :

1.° La congestion sanguine du col ;
2.° La congestion séreuse ou lymphatique ;
3.° L'engorgement, la métrite du col ;
4.° Les divers déplacements (que nous considérons par conséquent comme secondaires dans le plus grand nombre de cas).

CHAPITRE II. — Si elle affecte primitivement la muqueuse du col et de sa cavité, elle produit successivement :

1.° Le catarrhe utérin ;
2.° Les granulations ;
3.° Les ulcérations.

On voit par ce tableau que les lésions du col utérin peuvent donner naissance à deux ordres de phénomènes, suivant qu'elles ont leur siége primitif dans le parenchyme de l'organe ou dans sa membrane muqueuse.

Obligés de nous renfermer dans les limites qui nous sont imposées par notre sujet, nous ne traiterons des lésions étrangères aux ulcérations du col que pour faire ressortir les rapports qu'elles ont avec ces dernières.

DEUXIÈME PARTIE.

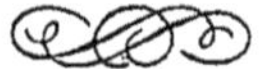

PREMIÈRE PARTIE.

DES LÉSIONS UTÉRINES QUI PRÉCÈDENT LA FORMATION DES ULCÈRES.

CHAPITRE PREMIER.

Les ulcérations du col utérin peuvent sans doute se manifester primitivement sans avoir été précédées d'autres phénomènes morbides; mais on conviendra que ce cas doit être le plus rare, si l'on admet avec nous, pour leur production, l'influence exercée par une cause diathésique ou générale. Cette cause exerce son action spéciale sur tout l'appareil utérin, et suivant qu'elle porte son influence morbide sur le parenchyme de l'organe, elle développe une série d'états pathologiques (*congestions, engorgements, déplacements*); tandis que si cette influence s'exerce sur la membrane muqueuse du col et de sa cavité, elle donne naissance à des altérations diverses de cette membrane (*catharre utérin, granulations*) aboutissant ordinairement, en dernier ressort, à l'*ulcération*.

Nous devons admettre cette double évolution comme provenant de la même cause, parce qu'elle est logique et nécessaire : sans son secours, on ne saurait se rendre raison des rapports intimes qui existent entre ces diverses lésions.

Les anciens, guidés par l'étude des phénomènes naturels, avaient reconnu l'influence des diverses altérations des liquides sur la production des maladies, et ils admettaient des diathèses sans pouvoir en constater l'existence par l'observation directe, si ce n'est par les crises. Les progrès de la chimie et les travaux microscopiques des médecins modernes ont démontré l'influence des altérations du sang et des autres liquides sur la gravité des accidents généraux et locaux attribués vaguement à l'irritation, à l'inflammation par beaucoup de médecins. Les diathèses séreuse, muqueuse, scrofuleuse, dartreuse, syphilitique, etc., déterminent une série de lésions anatomiques, dont les caractères spéciaux sont en rapport, non avec les divers degrés d'intensité de l'irritation, de l'inflammation, mais avec les divers états de la matière organique liquide, altérée dans sa constitution moléculaire ; de manière que chaque lésion est le signe extérieur, la traduction fidèle de la diathèse qui a contribué à sa formation.

On connaît l'influence exercée par l'inactivité de la peau, de la suppression lente et graduée de la transpiration insensible, de l'impression d'un air humide avec privation de lumière et de soleil, etc., sur la provocation des affections utérines. La statistique nous apprend que les maladies chroniques les plus graves sont endémiques dans les prisons, là où l'homme s'étiole privé de l'influence excitante et sudorifique de la lumière et de l'exercice à l'air libre.

« Dans mes voyages en France et à l'étranger, dit M. le
« Docteur *Fourcault* [1], j'ai constaté l'influence fâcheuse exer-
« cée par des travaux sédentaires sur des jeunes filles élevées
« dans les hospices et dans d'autres établissements de charité.
« Ces infortunées occupées aux mêmes travaux s'étiolent, se flé-
« trissent, dépérissent, deviennent pour la plupart rachitiques,

---

[1] De l'influence des diathèses sur la production des lésions de l'utérus.

« scrofuleuses, phthisiques après avoir été chlorotiques et leuc-
« corrhéiques ! C'est dans les comptoirs, les réduits obscurs,
« les ateliers où la femme reste trop longtemps inactive, que
« se multiplient les lésions utéro-vaginales et les écoulements
« muqueux qui viennent les compliquer. Mais si l'humidité
« vient ajouter ses effets à ceux de la vie sédentaire, on voit
« se développer des diathèses plus dangereuses, des maladies
« plus graves...... »

« C'est au contraire à la campagne, là où l'exercice à l'air
« libre et à la lumière entretiennent l'activité des fonctions de
« l'organe cutané, que ces diathèses, ces maladies, ces infir-
« mités sont plus rares. En vertu de la même loi, ces affections
« cèdent avec rapidité, à leur début, aux bains de mer, aux
« eaux minérales, à la gymnastique. »

Il existe donc une diathèse, lymphatique à son origine, dont
l'influence sur la production des lésions utérines est démontrée
par l'ensemble des faits.

D'autres causes sont susceptibles d'exercer une influence fâcheuse sur la constitution de la femme. Indépendamment de
celles que nous avons énumérées, si on ajoute l'influence de
toutes les causes déprimantes, telles que les chagrins profonds,
les émotions vives, la misère, la privation d'aliments substan-
tiels, ou l'abus de certains aliments de mauvaise nature, etc.,
on comprendra l'action que ces causes isolées ou réunies sont
susceptibles d'exercer sur la constitution de certaines femmes,
et qu'elles finissent par altérer chez elles les sources de la vie.

Des causes d'un autre ordre peuvent aussi produire des
effets tout-à-fait identiques. Ainsi, chez les femmes du monde
qui se livrent à une vie frivole et pourtant si remplie par les
exigences de la société, croit-on que les veilles prolongées,
l'abus des plaisirs, les émotions, les excitations de tout genre,

ne puissent, à la longue, apporter une profonde perturbation dans leur santé par l'altération de leur constitution. Ne sait-on pas que c'est particulièrement dans les grandes villes et surtout chez les femmes du monde, qu'on observe le plus grand nombre des affections utérines, qui sont à peu près inconnues dans les campagnes. Les faits que nous rapporterons dans la seconde partie de ce travail prouveront la vérité de cette assertion.

L'influence prolongée de ces causes déprimantes sur la constitution a pour objet de vicier le sang [1] et les autres humeurs de l'économie. Les troubles fonctionnels qui témoignent de cette altération du sang se manifestent dans l'appareil génital et dans les systèmes digestif, nerveux, circulatoire sanguin et lymphatique par des phénomènes caractéristiques que nous ferons connaître. Ces troubles se traduisent sous plusieurs formes que nous avons distingué, par rapport à leurs causes, sous les désignations de diathèses lymphatique, chloro-anémiques, etc. Ces états pathologiques, ainsi caractérisés, tracent nettement les indications thérapeutiques qui doivent constituer les bases du traitement général.

Anatomie de l'utérus. Pour apprécier l'action morbide exercée sur l'appareil utérin par les causes générales que nous venons de signaler, il nous paraît utile de dire un mot de la structure anatomique des organes qui le composent.

Les recherches de MM. *Jobert, Négrier* et *Lacauchie* ont appris que la matrice est dépourvue de tissu cellulaire. Les

---

[1] Cet effet est tellement sensible, même pour les personnes étrangères à l'art de guérir, que longtemps avant que nous fussions édifié sur les causes de l'altération du sang et sur ses effets dans les affections utérines ; nous avons entendu des sages-femmes et d'autres personnes, ayant pratiqué des saignées à des femmes atteintes de lésions diverses de la matrice, nous signaler la couleur du sang obtenu par la saignée comme indiquant une affection de l'utérus.

vaisseaux sanguins si développés dans l'état de gestation sont tellement comprimés dans l'état de vacuité par la condensation extrême du tissu utérin, qu'alors elle ne possède qu'un très-faible degré de vitalité, ce qui explique pourquoi le corps de la matrice est si rarement atteint d'inflammation.

La structure du col de la matrice, quoique fondamentalement la même, en diffère pourtant sous plusieurs rapports essentiels. En effet, il contient une certaine quantité de tissu cellulaire, il est moins compacte, il est plus vasculaire, et il reçoit une très-grande quantité de nerfs, ainsi que l'ont démontré les travaux de MM. *Robert Lée* et *Beck*.

MM. Wéber et Krause, en Allemagne, MM. Coste, Robin et Lebert, en France, ont démontré l'existence et fait connaître la nature de la membrane muqueuse intra et extra utérine. Celle qui tapisse la cavité de l'utérus est réduite à un état tellement élémentaire qu'elle a été niée par plusieurs anatomistes, quoique son existence soit aujourd'hui admise par le plus grand nombre. Il n'en est pas ainsi de celle qui tapisse la cavité du col, son orifice et le col lui-même; elle est dense, vasculaire, bien organisée et présente, en outre, un grand nombre de follicules muqueux, jouissant d'une activité fonctionnelle considérable.

Cette différence de structure anatomique de ces organes et de la membrane muqueuse qui revêt la cavité utérine et celle du col établit une différence morbide entre la cavité utérine et la cavité du col; la muqueuse intra-utérine est rarement affectée d'inflammation, tandis que celle du col en est très-souvent atteinte.

Il résulte de ces détails anatomiques que le corps de l'utérus, hors l'état de gestation, ne contient pas de tissu cellulaire, qu'il présente une texture très-dense et non vasculaire, et que sa cavité est tapissée par une membrane muqueuse élémentaire. Le col utérin, au contraire, renferme du tissu cellulaire, a une structure moins dense, plus vasculaire, tapissée par une membrane muqueuse vasculaire, épaisse, parsemée de nombreux follicules muqueux.

Il importait de rappeler ces détails anatomiques pour expliquer la rareté des affections de l'utérus, et la fréquence de celles du col.

§ I.er — DE LA CONGESTION UTÉRINE.

Le travail inflammatoire du col utérin et ses suites immédiates, *la congestion* et *l'engorgement*, ou le *catarrhe utérin* et *les granulations*, aboutit ordinairement à l'ulcération.

Pour suivre les évolutions de ce travail pathologique, nous devons parler d'abord de *la congestion*, qui constitue le premier degré d'un état morbide dont l'ulcération est le terme.

Congestion sanguine. Nous devons d'abord faire remarquer que dans les livres et souvent dans la pratique la congestion se trouve confondue avec l'engorgement. Pour nous le second état est le plus souvent la conséquence du premier. En effet, un état congestif prolongé est presque toujours suivi d'un engorgement qui, suivant sa durée, acquiert une densité et un volume variables. Si quelques praticiens nient la fréquence des engorgements du col utérin, en se fondant sur cette circonstance, que les traces en disparaissent après la mort, cela tient à la confusion qu'on a faite de la congestion qui cesse avec la vie, avec l'engorgement qui persiste toujours lorsqu'il est ancien.

Si l'on considère que l'utérus est tous les mois le siége d'une congestion sanguine qui trouve sa crise en elle-même, et qui se juge par l'accomplissement régulier du flux menstruel ; si l'on tient compte de toutes les causes physiques et morales qui sont susceptibles de le suspendre, de l'arrêter ou de l'exagérer, on comprendra que de cette perturbation, la congestion de physiologique qu'elle était puisse devenir pathologique. Cette fluxion sanguine se montre surtout pendant la période de la vie où la femme est menstruée et apte à concevoir ; mais lorsqu'elle se produit au début (puberté) ou à la fin de cette période (âge critique), elle est alors sous la dépendance de circonstances particulières qui influent sur la nature des accidents qui en sont la conséquence.

L'inflammation du col intérin qui a pour effet la turgescence congestive peut débuter par la membrane qui tapisse le col ou celle qui revêt sa cavité interne. Cette dernière qui est la plus fréquente, a pour résultat le plus ordinaire le catarrhe utérin et les granulations ; nous nous en occuperons ultérieurement. L'inflammation, lorsqu'elle débute par la membrane extra-utérine, est assez souvent limitée à l'extérieur du col, mais rarement à un seul élément anatomique ; le plus souvent les follicules muqueux et le réseau muqueux vasculaire, sont en même temps, le siége de l'inflammation.

Lorsque la congestion est le résultat d'un état fluxionaire sanguin, l'afflux du sang est marqué par une sensation de chaleur, de tension et de pesanteur dans le basin, accompagnés de tiraillements dans les aines et dans les lombes, de douleurs utérines, de fièvre, de nausées, etc. Si cette état ne se termine pas par résolution, l'engorgement lui succède, mais l'engorgement borné au col, dans la majorité des cas.

La congestion séreuse ou lymphatique est plus fréquente que la précédente et se montre dans des circonstances entièrement opposées à celles que nous venons d'indiquer. En effet, elle est ordinairement liée à un état général et s'observe chez les femmes lymphatiques, scrofuleuses, chlorotiques, dont la constitution a été profondément altérée par une longue maladie, la misère, des hémorrhagies abondantes, etc. ; chez celles dont la menstruation est difficile, irrégulière, douloureuse ou insuffisante. Alors, l'utérus participant à l'état de débilité générale reste plongé dans un état d'inertie, qui détruit peu à peu sa réaction normale ; à chaque époque menstruelle, il se laisse pénétrer par un sang appauvri, séreux, qui infiltre sont parenchime. A mesure que la fluxion mensuelle se reproduit, l'organe se dégorge de moins en moins, et bientôt il présente une sorte de turgescence hypertrophique, bornée dans le plus grand nombre des cas au col, laquelle finit par donner naissance à une induration permanente, ou engorgement avec induration.

§ II. — DE L'ENGORGEMENT DU COL UTÉRIN.

Il règne avons nous dit, une déplorable confusion dans l'histoire de l'engorgement utérin. Tandisque *Lisfranc*, dit en avoir constaté l'extrême fréquence, M. *Velpeau* admet à peine leur existence. [1] D'autres tels que MM. *Dugès* et *Valleix* rapportent toutes les variétés de l'engorgement à une phlegmasie chronique, tandisque M. *Duparcque* comprend sous ce nom la congestion, l'hypertrophie, les phlegmasies aiguës et chroniques, le Squirrhe, etc.

Pour nous l'engorgement est constitué par l'augmentation permanente du volume de la matrice, dans les rares circonstances où il n'est pas borné au col, mais sans lésion de tissu autre que l'hypertrophie de ses parois.

---

(1) Nous avons conservé un souvenir trop précieux de la clinique de Chaussier lorsque nous étions interne à la Maternité de Paris, en 1818, pour ne pas protester contre une pareille assertion.

Nous disons que l'engorgement est dans le plus grand nombre des cas borné au col ; quand il occupe la matrice, il est presque toujours partiel et se montre surtout à la partie postérieure de l'organe.

Nous faisons souvent entrer en ligne de compte l'élément inflammatoire comme cause déterminante de l'engorgement utérin, mais nous persistons à croire, ainsi que pour la manifestation de la congestion, que le développement de ces lésions pathologiques est soumis dans un grand nombre de cas à l'influence d'une cause générale.

L'engorgement succédant à un état congestif sanguin participe à cet état ; il est alors susceptible de prendre un volume plus ou moins considérable. Les auteurs lui ont donné le nom d'hypertrophique. Il finit par acquérir une densitée variable. L'engorgement inflammatoire, surtout celui qui est induré, affecte une marche très-lente. Si le pronostic en est rarement fâcheux, l'engorgement a une grande tendance à se prolonger, à rester stationnaire pendant plusieurs années. M. *Mélier* distingue cette forme sous le nom de *métrite du col*, et lui assigne des caractères qui ne diffèrent pas de ceux que nous venons de lui reconnaître.

L'engorgement lymphatique ou avec ramollissement n'a été observé que sur le col ; il est toujours lié à un état morbide général. Cette forme ne se montre que chez les femmes d'une mauvaise constitution, scrophuleuses, cachectiques, débilitées, etc. ; elle est accompagnée de symptômes spéciaux, caractéristiques. Souvent il n'existe ni douleur, ni pesanteur, ni phénomènes sympathiques ; mais ordinairement il se produit un écoulement séreux ou séro-sanguin qui se traduit souvent en pertes sous l'influence de la fatigue et même de la cause la plus légère. La malade maigrit, elle perd ses forces, son teint s'altère, et si les hémorrhagies se rapprochent, tous les phénomènes de la chloro-anémie se prononcent de plus en plus.

Indépendamment des troubles généraux qui sont dans la majorité des cas la conséquence de cette lésion, et qui peuvent mettre sur la voie de leur diagnostic, le toucher par le vagin et le rectum, et l'exploration au moyen du spéculum suffisent pour la faire connaître.

Quand, en faisant le tour du col avec le doigt indicateur, on le trouve plus gros, plus sensible qu'à l'état normal, dur, mou ou flasque, sans tumeur ni déplacement, et surtout si, en le soulevant, il paraît ainsi que l'organe, plus lourd, plus difficile à déplacer que dans l'état habituel, on peut dire qu'il existe un engorgement. Le toucher par le rectum confirme ce diagnostic.

Si, après l'introduction du spéculum, le col remplit un de ces instruments, les valves offrant un écartement de 30 à 35 millimètres de diamètre, on peut dire avec assurance qu'il existe un engorgement.

Lorsqu'à tous ces signes caractéristiques déjà énoncés, on trouve en soulevant le col utérin par le vagin une pesanteur anormale, il y a présomption d'engorgement total ou partiel de l'organe, et, si en plaçant un doigt dans le rectum, pour atteindre le fonds de l'utérus, et mesurer son étendue de droite à gauche et de haut en bas, on lui trouve des dimensions plus grande en largeur et en hauteur que dans l'état normal, le diagnostic est confirmé.

On peut encore pour plus de certitude palper avec soin l'hypogastre pendant que le doigt est alternativement placé dans le vagin et dans le rectum. Mais ce mode d'examen n'est guère praticable que chez les femmes maigres ou ayant très-peu d'embonpoint.

Les signes diagnostics diffèrent d'ailleurs suivant que l'engorgement est inflammatoire ou lymphatique.

Lorsque l'engorgement est inflammatoire et qu'il est à l'état aigu, le col peut avoir déjà acquis un excès de volume ; il est plus chaud, plus sensible et plus rouge que dans l'état normal, sa consistance peut n'être pas sensiblement augmentée ; mais il a déjà éveillé des phénomènes sympathiques dans les organes voisins.

S'il est parvenu à l'état chronique, son volume est plus ou moins augmenté ainsi que sa consistance. Dans un état plus avancé, il peut n'éveiller aucun phénomène sympathique, mais le col est saillant, quelquefois pointu fournissant une suppuration purulente ; il offre soit une induration générale, soit des points indurés et dans les intervalles des points ramollis.

Dans l'engorgement lymphatique, on trouve par le toucher la consistance du col plus ou moins ramollie, comme gélatineuse, et on provoque presque toujours un écoulement sanguin ou séro-sanguinolent plus ou moins abondant.

Examiné au spéculum, le col se présente plus ou moins volumineux, d'une couleur violacée ou lie de vin. Si on exerce une légère pression sur l'organe, on voit un sang noirâtre plus ou moins séreux sortir du col utérin, comme d'un crible, et de l'orifice goutte à goutte.

Presque toujours alors on apperçoit sur le col des ulcérations irrégulières plus ou moins profondes, parsemées de fongosités qui saignent au plus léger contact.

§ III. — DES DÉPLACEMENTS UTÉRINS.

Nous croyons que la plupart des déplacements de la matrice ont avec la congestion, l'engorgement et les ulcérations du col

des rapports qui sont méconnus par beaucoup de praticiens.
Lisfranc assure que les déplacements sont *extrêmement rares*
lorsque cet organe est exempt d'hypertrophie. « Depuis plus
« de 15 ans, dit ce chirurgien, j'ai fixé mon attention d'une
« manière très-spéciale sur ce point important ; j'ai touché
« *des milliers* de femmes et jusqu'aujourd'hui, j'ai trouvé
« seulement *quelques cas* dans lesquels les affections morbides
« dont nous nous occupons existaient sans augmentation ap-
« préciable du volume de l'utérus. Quand l'utérus est engorgé
« dans toute sa circonférence, il s'abaisse parallèlement à l'axe
« du bassin : Son augmentation existe-t-elle en avant, il y a
« antéversion ; on observe le contraire lorsque cette augmen-
« tation siége dans la partie postérieure de l'organe ; enfin
« quand l'induration se rencontre sur l'un des côtés, c'est vers
« lui qu'il s'incline. »

Nous partageons en tous points l'opinion de *Lisfranc* et
nous croyons avec MM. *Boivin* et *Dugès, Duparcque, La-
croix, Désormeaux* et *P. Dubois,* que l'engorgement constitue une des causes les plus actives de toute espèce de déplacement.

L'abaissement est de tous les déplacements utérins, le plus
commun, il complique presque toujours l'engorgement du col
parce qu'il en est la conséquence presque nécessaire, lorsque
celui-ci est chronique. Pour s'assurer de son existence, il faut
pour pratiquer le toucher, que la malade soit debout qu'elle
ait marché, comme pour tous les cas de déplacement où on
veut faire cette exploration. Le doigt rencontre bientôt le col
utérin plus ou moins gonflé et plus ou moins rapproché de
l'ouverture vulvaire suivant le degré d'ancienneté de la maladie.

La déviation antérieure de l'utérus nous a paru plus fréquent que la postérieure. On la confond souvent avec des tumeurs ou avec des engorgements de cet organe. Cela tient à la

difficulté d'explorer. Si les antéversions sont plus communes,
cela dépend surement de ce que pour se produire, les rétroversions réclament en général une excavation prononcée du
sacrum.

Les premières constituent d'ailleurs un accident moins grave
que les rétroversions, et elles sont presque constamment compliquées d'abaissement.

Le diagnostic de l'antéversion paraît très-facile ; il peut
pourtant être trompeur. Quand le doigt introduit dans le vagin
rencontre en bas et en arrière le col de la matrice, on conclut
naturellement à une antéversion, et on n'a pas la pensée d'aller
au-delà, tandis que c'est là, un peu plus haut et plus en arrière
encore, la maladie réelle, la présence du fond de la matrice
qui forme avec son col un angle rentrant intérieurement : c'est
la rétroversion.

Il en est des symptômes de la rétroversion comme de ceux
de la présence d'un calcul dans la vessie. Quelques femmes
ont la matrice complétement rétroversée sans aucun accident,
tandis que le plus grand nombre éprouve un malaise indéfini-
sable, une pesanteur, une douleur au sacrum, au coxis, si
superficielle que les malades y portent la main comme pour y
saisir la cause de leur mal qui consiste probablement dans la
compression des nerfs sacrés ; une difficulté particulière d'aller
à la selle qui résulte de l'obstacle opposé par le fond de la
matrice aux matières fécales, placées non plus au-dessus,
mais au-dessous de la matrice, qui se relève ainsi de plus en
plus. La marche est pénible, la station debout difficile, il y a
des tiraillements d'estomac, une défaillance imminente ; chez
la plupart un état nerveux général, habituel, augmenté par la
fatigue, au point de produire un trouble cérébral profond, et
qui ne se calme que par le repos dans la position horizontale.

Ces phénomènes sympathiques ne sont pas particuliers à la rétroversion, ils sont communs à l'antéversion et même à l'abaissement de l'utérus.

CHAPITRE DEUXIÈME.

Lorsque le travail morbide affecte primitivement la membrane muqueuse qui tapisse le col ou sa cavité, elle a pour effet la production du *catarrhe utérin*, des *granulations*, aboutissant en dernier ressort à l'*ulcération* du col et de sa cavité.

§ Ier. — DU CATARRHE UTÉRIN.

Le catarrhe utérin (leucorrhée), a son siége dans la membrane muqueuse intra-utérine, reconnaît les mêmes causes que l'ulcération du col et consiste dans un écoulement plus ou moins abondant, très-variable par la couleur et la consistance. A l'exemple du docteur *W. Tyler Smith*, nous le distinguons du catarrhe vaginal et des autres écoulements qui ont leur siége soit à la vulve, soit dans le canal de l'urètre.

Nous avons dit que cet écoulement était fourni par la membrane muqueuse intra-utérine; nous ajouterons que son siége est le plus souvent borné à la cavité du col utérin, où il débute presque toujours, mais qu'en se prolongeant il s'étend quelquefois progressivement à toute la surface de la membrane muqueuse de la cavité de l'utérus.

Cette affection catarrhale peut sans doute, dans un certain nombre de cas, reconnaître pour cause l'inflammation, comme il arrive à la suite de l'accouchement ou de l'avortement, ou de tous les agents irritants portés directement sur l'organe utérin ; mais nous croyons que dans le plus grand nombre de cas sa manifestation doit être attribuée à l'influence d'une cause générale. Tous les auteurs ont constaté, en effet, que le catarrhe utérin se montrait de préférence chez les femmes lymphatiques, nerveuses, chlorotiques, épuisées par de longues maladies, la misère, les privations, une nourriture insuffisante, celles qui habitent des locaux humides ou insalubres, celles qui avaient éprouvé de longs chagrins, etc. D'après ce qui a été dit précédemment, on voit de suite l'influence que toutes ces causes débilitantes doivent exercer sur la composition du sang, et la part qu'on doit leur attribuer dans la production de cette maladie.

Le catarrhe utérin, indépendamment de ces causes générales qui favorisent son développement et lui impriment leur cachet diathèsique, peut encore être déterminé par les causes suivantes : L'impression du froid, le corps étant en sueur, l'immersion des pieds dans l'eau froide, la brusque suppression des règles, les excès du coït, la masturbation, le volume excessif du membre viril, les injections irritantes, l'abus de certains médicaments. Enfin, il reconnaît souvent pour cause la propagation par voie de continuité de la vaginité aiguë à la membrane muqueuse qui tapisse la cavité du col.

Lorsque le catarrhe est récent, l'écoulement est abondant, séreux, incolore, plus ou moins intermittent ; il n'est accompagné d'aucun phénomène inflammatoire ; il n'y a ni chaleur, ni douleur, ni prurit. Le toucher, ni le spéculum ne révèlent aucune lésion, ni aucun changement dans l'état normal des organes. Si la menstruation est irrégulière ou insuffisante, s'il y a du dérangement dans les fonctions digestives, dans la circulation, etc. ; ces troubles fonctionnels sont la conséquence nécessaire de la diathèse ou chloro-anémie dont le catarrhe utérin, n'est qu'une émanation.

Lorsque le catarrhe se prolonge, il peut s'aggraver par la persistance des causes générales, alors quelques uns des phénomèmes locaux se modifient ; ainsi, l'écoulement de séro-muqueux devient purulent, jaunâtre ou jaune verdâtre ; des douleurs sympathiques se manifestent dans les région inguinales, hypogastrique, lombaires ; les troubles fonctionnels augmentent.... Alors, si on applique le spéculum, on trouve le col utérin plus ou moins tuméfié, quelquefois douloureux, l'orifice plus ou moins entr'ouvert et fournissant un liquide muco-purulent, blanc ou d'un jaune plus ou moins prononcé ; le col présente à sa surface des plaques rosées qui peuvent avoir pour effet de déterminer des érosions de la membrane muqueuse utérine et constituer le premier degré de l'ulcération.

Le catarrhe utérin en se prolongeant devient chronique, et a le plus souvent pour effet de produire dans la cavité du col utérin des altérations qui varient suivant le degré et l'ancienneté de la maladie. Dans les cas les moins graves, la membrane muqueuse est injectée par places, elle a perdu sa transparence et son poli ; sa surface est rugueuse, mamelonnée ou granulée. A un degré plus avancé, le col ayant acquis un volume plus considérable par suite d'un état congestif, elle devient plus épaisse, opaque, d'autres fois elle est granulée, érodée ou ulcérée. Ces ulcérations, dans le plus grand nombre des cas, ne dépassent pas la membrane muqueuse de la cavité du col ; elles ont en général plus de disposition à s'étendre sur la surface externe du col que d'envahir la cavité de la matrice. En effet, dans ce cas, le museau de tanche est toujours plein ou moins engorgé et présente des altérations variables par leur étendue, et par leur siége, quoiqu'elles affectent de préférence son orifice.

Au début, le liquide secrété est filant, visqueux, glaireux, transparent, quelquefois plus ou moins opaque. Au bout de quelque temps il devient moins dense, complètement opaque,

blanc, jaune ou verdâtre. Il est bien rare que la teinte jaune
ne soit un témoignage de l'existence d'une altération du col.

De la chaleur, de la cuisson, se font sentir par moments
dans le vagin et à la vulve ; la malade éprouve des douleurs
sourdes et irrégulières, s'exaspérant quelquefois sous l'influence
de toutes les causes excitantes, et surtout de la marche. Très-
souvent aussi les femmes atteintes de catarrhe utérin, n'éprouvent absolument aucune douleur, l'existence de cette lésion
ne se révélant que par la nature de l'écoulement et quelques
symptômes sympathiques tels que des nausées, un certain malaise dans la progression, surtout dans la position debout, l'altération des traits, le trouble des fonctions utérines et digestives.

Dans ces circonstances le toucher seul ne saurait fournir de
données suffisantes pour le diagnostic ; un examen au spéculum
devient nécessaire pour acquérir les renseignements capables
de l'éclairer. Le vagin est souvent sain, d'autres fois il participe
plus ou moins de l'altération de la membrane muqueuse du
col ; alors il est rosé. Lorsque la matière de l'écoulement est
encore épaisse, albuminoïde, on aperçoit une espèce de glaire
qui, sortant de l'orifice utérin, est étalée sur la lèvre postérieure du col, et y adhère souvent si intimement qu'on ne
peut l'enlever avec le pinceau ou l'éponge qu'après l'avoir coa-
gulé avec un caustique. Lorsque l'écoulement est devenu puriforme, l'orifice du col est ordinairement libre ; mais en pres-
sant l'organe avec un pinceau, on voit la matière de l'écoulement provenir de la cavité de l'utérus.

. Le catarrhe utérin n'est pas accompagné de fièvre ; sa marche est lente, mais régulièrement progressive. Il a pour résultat
le plus ordinaire de produire deux genres d'altérations, les
granulations et les *ulcérations*, quoiqu'il puisse se prolonger
chez quelques femmes des années entières, s'il est abandonné

à lui-même, et sans qu'il ait pour conséquence nécessaire la manifestation de ces lésions. Généralement lorsque le catarrhe utérin se prolonge, on voit se produire tous les accidents qui témoignent d'une altération du sang : pâleur, langueur générale, inertie des fonctions de réparation , infiltration de la face et des extrémités, faiblesse générale, palpitations, troubles de la menstruation, etc.

§ II. — DES GRANULATIONS UTÉRINES.

Les granulations qui se développent sur la membrane muqueuse du col utérin et de sa cavité se présentent sous la forme de petites tumeurs, plus ou moins confluentes, irrégulières, et varient, par leur volume, depuis un grain de millet jusqu'à un pois. Elles sont tantôt denses, blanchâtres ou nacrées ; tantôt molles, vasculaires et d'un rouge plus ou moins vif. M. Robin a reconnu que les granulations ont la même structure fondamentale que la membrane muqueuse utérine, et que ce sont de simples excroissances de cette membrane, formées de tissu cellulaire en petite quantité, et d'éléments fibro-plastiques plus abondants que ceux de la membrane muqueuse à l'état normal : elles constituent, suivant lui, une sorte d'hypertrophie locale de ces éléments.

Ces productions vasculaires saignent au moindre contact quand elles sont récentes : mais lorsqu'elles ont acquis de la densité, qu'elles ont l'aspect blanc ou nacré, elles peuvent rester très-longtemps stationnaires. Elles se développent à la surface externe ou interne du col. Il n'est pas rare, lorsqu'elles débutent par la cavité du col, que se rapprochant par degré de l'orifice utéro-vaginal, elles l'entrouvent et y apparaissent. La présence de ces productions pathologiques provoque assez souvent des douleurs dans les régions ovariques, hypogastrique

lombo-sacrées, un suintement muqueux ou purulent, des règles exagérées, et dans leurs intervalles, un écoulement sanguinolent, irrégulier, quelquefois très-abondant.

Les granulations ne dépassent pas généralement l'orifice interne du col utérin, cependant on en voit, dans quelques rares
circonstances se développer dans la cavité intra-utérine. Il nous
est arrivé d'en trouver, à la Maternité de Paris, dans la cavité
de la matrice de femmes ayant succombé à la suite de couches.
Il y a plusieurs années, ayant eu occasion de pratiquer l'au-
topsie d'une femme de 30 ans, morte des suites d'un abcès
dans le foie, qui avait un catarrhe utérin chronique fort re-
belle pour lequel elle avait consulté plusieurs médecins, il nous
parut intéressant de constater l'état de la matrice. A cet effet,
après avoir divisé cet organe, suivant la méthode de Chaussier,
nous avons constaté : 1.° l'existence de granulations miliaires,
rouges, répandues sous forme de grappes sur la surface postérieure de la cavité de la matrice dans le voisinage des trompes;
2.° la cavité du col et son orifice externe profondément ulcérée
et celui-ci très-dilaté ; 3.° la surface externe du col présentait
aussi une ulcération de forme annulaire autour de l'orifice.

Nous avons dit précédemment que presque toujours les granulations aboutissaient à l'ulcération ; c'est en effet le résultat
le plus ordinaire de la forme vasculaire, grenue, rouge, saignante. Celles qui sont petites, dures, blanches ou nacrées
peuvent sans doute s'ulcérer, mais pour qu'elles aboutissent à
l'ulcération, elles subissent ordinairement une modification
préalable dans leur forme.

§. III. — DES ULCÉRATIONS UTÉRINES EN GÉNÉRAL.

Il nous reste à traiter à un point de vue général des ulcérations utérines, terme final et presque constant des diverses

lésions pathologiques que nous venons d'examiner d'une manière sommaire. L'histoire de ces lésions sera rendue plus complète par les développements que nous donnerons à l'étiologie, à la symptômologie et au traitement des ulcérations utérines envisagées d'une manière générale ; réservant pour la deuxième partie de ce travail tout ce qui est relatif aux caractères différentiels et au traitement spécial des ulcérations du col utérin.

Nous avons dit précédemment que le travail pathologique qui doit aboutir à l'ulcération du col utérin, se présentait sous plusieurs formes, qui n'étaient souvent elles-mêmes que les différentes phases d'une même lésion. Ainsi, le travail ulcératif est précédé presque toujours de la congestion sanguine du col, du catarrhe utérin ou de granulations, le point de départ étant placé tantôt dans la membrane muqueuse, tantôt dans les follicules si nombreux du col.

Travail ulcératif débutant 1.º par la membrane externe du col. (Congestion sanguine.)

L'ulcération qui succède à la congestion sanguine est précédée de plaques rouges, circonscrites, rarement confluentes, faisant une légère saillie au-dessus de la membrane muqueuse de la surface externe du col. Ces plaques, si elles ne se terminent pas par résolution, peuvent persister plus ou moins longtemps ; mais après une durée variable, elles finissent par envahir une certaine épaisseur du tissu du col, acquérir de la consistance, puis se ramollir au centre et se transformer en érosions ou en ulcérations superficielles par la destruction de l'épithélium.

Au début, la surface ulcérée paraît être de niveau avec la membrane muqueuse et ne s'en distingue que par sa couleur, qui est tantôt d'un rouge vif, tantôt elle est couverte par des mucosités adhérentes, qui lui donnent l'aspect d'une ulcération aphteuse.

En même temps le col utérin se tuméfie ordinairement,

augmente de volume sans perdre sa mollesse. Au lieu de la teinte rose pâle qu'il a dans l'état normal, il présente alors, à l'examen, une couleur d'un rouge plus ou moins vif.

Lorsque le travail ulcératif débute par la membrane muqueuse de la cavité du col, il s'opère des modifications dans l'état de l'organe qu'il importe de signaler. L'orifice externe qui, dans l'état physiologique est fermé, se dilate et reste plus ou moins entr'ouvert. Cette dilatation morbide n'atteint que très-rarement l'orifice interne du col, à moins que la lésion pathologique ne s'étende à la cavité de l'utérus, ce qui est très-rare.

La membrane muqueuse qui tapisse la cavité du col présente une coloration d'un rouge plus ou moins foncé ; elle sécrète en plus ou moins grande abondance du muco-pus, qui remplit sa cavité ; souvent cette sécrétion est albuminoïde. Cette matière s'observe surtout lorsqu'il y a ulcération.

Combien de temps le catarrhe utérin peut-il durer sans donner lieu à d'autres altérations anatomiques ? Il serait difficile de répondre à cette question. Cependant il paraît qu'il peut persister pendant plusieurs années, chez quelques femmes, ainsi que nous l'avons dit. Cela doit être assez rare, et la suite du catarrhe utérin est, dans la généralité des cas, la production des granulations et surtout de l'ulcération.

La membrane muqueuse qui tapisse l'intérieur du col, et plus particulièrement celle qui est située près de son orifice, paraît très-disposée au travail ulcératif. Aussi l'ulcération se montre-t-elle, en général, d'abord autour de l'orifice et ensuite dans l'intérieur de la cavité ; de là elle s'étend plus ou moins, soit en dedans, soit en dehors, sur le col. Quel que soit le caractère de l'ulcération du col, la surface ulcérée n'est que très-rarement excavée : elle est ordinairement de niveau avec les tissus non-ulcérés , si même elle ne s'élève au-dessus, et les bords ne sont jamais taillés à pic.

Les ulcérations qui succèdent aux granulations procèdent de la manière suivante: si les granulations sont petites, dures et agglomérées en plaque, elles commencent par se ramollir à leur centre, blanchissent et s'ulcèrent par la déchirure de l'épitélium; ces petits ulcères multiples se réunissent en s'élargissant et forment ordinairement une seule ulcération grenue , rouge et saignante. Les granulations sont-elles plus volumineuses, elles dépendent d'une sorte d'hypertrophie des follicules muqueux; alors elles se tuméfient, forment des pustules qui se rompent, d'où résultent de petites ulcérations arrondies qui peuvent rester isolées ou se réunir, et former alors une plaie irrégulière, anfractueuse ou mamelonnée, fournissant un liquide puriforme plus ou moins abondant.

Le travail ulcératif peut se produire sur toute l'étendue du col, mais généralement il se manifeste de préférence sur la lèvre postérieure lorsqu'il débute par la surface externe. La cavité ou son orifice sont le point de départ le plus commun, lorsqu'il succède au catarrhe utérin et aux granulations ayant leur siége sur la muqueuse qui tapisse cette cavité. De ce point l'ulcération envahit la face externe du col.

Les ulcérations du col ont presque toujours pour effet de modifier sa forme. Les lèvres de l'orifice se tuméfient, s'élargissent et se dilatent, l'orifice lui-même s'entr'ouvre, et sa dilatation qui est un phénomène à peu près constant, varie suivant le degré d'ancienneté de la lésion pathologique et le caractère que lui impriment les causes de production.

Le toucher est toujours insuffisant pour juger de l'existence des ulcérations et surtout pour apprécier leur nature et leur étendue ; mais l'examen au moyen du spéculum permet de porter un jugement sûr. Ainsi, lorsque l'ulcération existe à l'extérieur du col, l'introduction du spéculum à deux valves en déterminant l'écartement des lèvres du col permet de juger si l'ulcération a pénétré plus ou moins profondément dans sa cavité. La cavité du col toute entière peut être ulcérée, mais alors l'ulcération ne dépasse pas le niveau de l'orifice interne. Et, comme dans cette circonstance le col est largement entr'ouvert, on peut au moyen du spéculum apprécier toute l'étendue du mal.

On les divise en locaux et en généraux. On range parmi les premiers la *douleur*, la *suppuration* des surfaces ulcérées, les troubles de la *menstruation*. Troubles fonctionnels. — Locaux.

Douleur. Des ulcérations même très-étendues peuvent exister pendant longtemps sans provoquer de douleur locale. Il arrive souvent qu'une ulcération récente, de nature inflammatoire, provoque des douleurs plus vives, plus persistantes que les ulcères larges, chroniques, fournissant une suppuration abondante. Lorsqu'elle existe, cette douleur peut être perçue loin de l'organe malade; ainsi elle se produit souvent dans la région lombo-sacrée, dans l'hypogastre, dans les régions ovariques. On considère la douleur qui se manifeste dans la région ovarique gauche, comme caractéristique, parcequ'elle est assez constante.

Suppuration. La suppuration est très-variables par sa quantité et par sa couleur. Tantôt muqueuse ou muco-purulente; d'autres fois elle est sanguinolente lorsque l'ulcère a succédé à des granulations.

Nous avons dit en parlant de la sécrétion fournie par le catarrhe utérin chronique, que son produit était muco-purulent, lorsqu'il y avait complication d'ulcération, et que sa couleur jaune en était un indice à peu près certain. Cette sécrétion morbide est fournie par la membrane muqueuse de la cavité du col et par ses nombreux follicules muqueux. Elle est généralement albuminoïde, transparente lorsqu'il y a ulcération de la cavité. Le mucus blanc, laiteux qui constitue les écoulements si communs chez les femmes est sécrété par la membrane vaginale.

Menstruation. Il est bien rare qu'on n'observe pas quelque dérangement dans le flux menstruel, quoique cette perturbation ne soit pas constante. Mais nous avons souvent remarqué une diminution dans sa durée. L'aménorrhée est assez rare, et les métrorrhagies ne se produisent guère que lorsqu'il existe des complications graves.

Troubles fonctionnels.—Généraux. La plupart des femmes affectées de lésions utérines éprouvent des troubles généraux fonctionnels qui ont frappé tous les médecins qui se sont occupés de ces maladies. Mais, le plus grand nombre, considérant ces lésions comme un phénomène local, n'y ont attaché qu'une médiocre importance, et la perturbation générale qui est pour nous le signe d'une diathèse, n'est pour eux, qu'un témoignage de la sympathie de l'utérus, et qui doit céder au traitement local.

D'après ce que nous avons dit, à l'occasion des diathèses, on sait que nous considérons la plupart des lésions utérines comme le résultat d'un état général qui se manifeste par la perturbation fonctionnelle des voies digestives, de la nutrition, de l'innervation et de la circulation.

Tout le monde a constaté chez les femmes atteintes de maladies de la matrice l'altération des fonctions des voies digestives et de la nutrition. En effet, les digestions sont plus ou moins pénibles et douloureuses; l'appétit se déprave ou se perd; la constipation est opiniâtre. Il y a cependant de très-grandes différences dans l'intensité de cette perturbation. Si quelques malades éprouvent des nausées, de l'inapétence, des digestions laborieuses, d'autres se plaignent de phénomènes gastralgiques ou entéralgiques dans les parois de la poitrine, dans le cœur, etc. Les malades pâlissent, perdent leur embonpoint, leurs forces déclinent progressivement. En même temps que leur teint s'altère, elles éprouvent de la fatigue, de la courbature, des lassitudes spontanées; elles ne peuvent plus marcher, ni faire le plus léger exercice, elles dorment mal; leur sommeil est troublé par des rêves pénibles. Leur caractère change; il devient irritable, irrégulier, capricieux. Souvent les malades tombent dans un accablement physique et moral, dont rien ne peut les tirer; elles sont tristes, découragées et restent sans cesse étendues sur un lit de repos.

La marche de ces lésions est subordonnée à la constitution et à la santé des malades. Les femmes bien constituées et qui n'ont aucune affection générale peuvent porter souvent impunément pendant plusieurs années une ulcération utérine. Alors l'affection est presque stationnaire, ou au moins ses progrès sont très-lents. En général, leur marche est régulièrement progressive, mais nous ne croyons pas, comme M. Gibert l'a avancé, qu'elles puissent guérir spontanément, au moins dans la généralité des cas.

Leur durée est très-variable. Si généralement, à l'aide d'un traitement méthodique bien approprié on guérit, en trois ou quatre mois, une ulcération utérine chez une femme bien constituée et dont l'état général est satisfaisant; il n'en saurait être de même, si elle est lymphatique, scrophuleuse, chloroanémique, etc. Dans ces cas graves le traitement local le mieux dirigé ne saurait suffire; il faut le concours d'un traitement général pour obtenir une guérison solide.

Pour constater avec précision l'existence et la nature des ulcérations utérines, le toucher seul est insuffisant, avons-nous dit, il faut recourir de toute nécessité à l'exploration directe au moyen du spéculum.

3

Il existe plusieurs variétés de cet instrument qu'on peut réduire à deux principales : le *spéculum plein*, et le *spéculum à valves*.

L'application du spéculum plein est plus facile que celui à valves ; beaucoup de praticiens l'ont adopté exclusivement, quoiqu'à notre avis il lui soit inférieur pour constater les ulcérations utérines, surtout celles de la cavité du col.

Le spéculum plein est le seul qu'on puisse employer lorsqu'on veut pratiquer la cautérisation avec le fer rouge : dans ce cas M. Jobert se sert d'un spéculum en ivoire.

Le spéculum à valves nous paraît remplir mieux que le précèdent toutes les conditions désirables. Nous employons journellement le spéculum à deux et à trois valves : le premier nous paraît préférable lorsqu'il s'agit surtout de reconnaître les maladies de la cavité du col, parce qu'à l'aide des deux valves largement écartées nous pouvons entr'ouvrir les lèvres du col et mieux constater l'état de la membrane muqueuse de la cavité. On lui a reconnu l'inconvénient de permettre l'interposition de la muqueuse vaginale entre ses valves et de nuire par là à l'examen ; mais ce petit inconvénient ne se produit pas quand on a l'habitude de manœuvrer cet instrument. A moins de cautérisations par le cautère actuel, pour lesquelles nous nous servons d'un spéculum en ivoire ou en porcelaine, nous nous servons indifféremment du spéculum à trois et à quatre valves, lorsqu'il s'agit de porter tout autre caustique sur le col.

Lorsque le spéculum a été introduit dans la vulve, avec les précautions d'usage, et qu'il a franchi l'anneau, il doit être dirigé vers le point où le toucher préalable a fait constater la présence du col utérin. Quand l'instrument a pénétré à une profondeur suffisante, on l'entrouvre doucement, et l'on regarde si le col se présente à la vue ; si celui-ci n'est pas à découvert, on retire un peu le spéculum à soi, on lui imprime un léger mouvement de bascule, et on le refoule en changeant sa position primitive, alors le col, si la matrice n'est pas déviée, se présente au centre de la cavité formée par le spéculum dilaté et s'engage entre ses valves.

S'il existe une lésion utérine, une ulcération du col ou de sa cavité, ou seulement un catarrhe utérin, on trouve souvent le museau de tanche recouvert de mucosités plus ou moins denses, adhérant quelquefois assez intimement à l'orifice. Alors au moyen d'un pinceau en charpie, ou une petite éponge fine fixée sur un mandrin, on enlève ces mucosités pour apprécier l'état des parties et la nature des lésions du col. Si l'on éprouvait des difficultés à les enlever, on pourrait préalablement, comme on l'a conseillé, les toucher avec une légère solution caustique qui, en les solidifiant, permettrait de les détacher plus facilement.

Nous diviserons les causes de production des lésions utérines en *prédisposantes* et *déterminantes*, celles-ci pouvant être *locales* ou *générales*.

Étiologie.

Nous envisagerons les premières, relativement à *l'âge*, à la *constitution* ou *tempérament*, et à *l'hérédité*.

Causes prédisposantes.

Les affections utérines sont de tous les âges, quoiqu'on les observe très-rarement avant la puberté.

Relativement à l'âge.

Le docteur *Bennet*[1], dans un ouvrage récent, publié sur les affections utérines, constate la fréquence des ulcérations chez les filles vierges. « Dans ces dernières années, dit ce pra« ticien, j'ai analysé avec soin dans le but d'éclairer la ques« tion de la fréquence de l'ulcération chez les vierges, l'état

De la puberté.

[1] *Traité pratique de l'inflammation de l'utérus, de son col et de ses annexes,* par James BENNET. Traduit par Aran; Paris 1850, 3.ᵉ édit.

« de toutes les jeunes femmes non mariées, pour lesquelles
« j'ai été consulté, et qui présentaient des ulcères utérins. Je
« me suis assuré que l'inflammation avec ulcération du col de
« l'utérus, chez la femme vierge, est non-seulement une ma-
« ladie assez commune, mais encore qu'elle est l'origine d'une
« des formes les plus graves et les plus rebelles de dysmé-
« norrhée, et de la plupart des leucorrhées invétérées qui
« coïncident avec une débilité générale. »

Nous avons eu personnellement de fréquentes occasions de
constater chez les femmes vierges l'existence d'affections utérines d'une certaine gravité. Il peut arriver, en effet, que la
congestion qui précède et accompagne l'établissement des menstrues, chez quelques filles pléthoriques, soit suivi d'un état
inflammatoire qui aboutit au catarrhe utérin et par conséquent
à l'ulcération.

Ces altérations pathologiques se révèlent par des douleurs
lombo-sacrée, hypogastrique et ovariques ; des écoulements
muqueux, blanchâtres, purulents et albuminoïdes, transpa-
rents comme chez les femmes mariées. Les douleurs locales
sont plus constantes et persistent, en général, pendant toute
la durée de la période inter-menstruelle, suivant la remarque
de M. *Bennet.* Ce praticien signale encore, comme un des caractères les plus constants de cette forme de la lésion utérine
chez les filles pubères, les douleurs vives qui accompagnent
constamment le flux menstruel.

M. *Bennet* assigne à cette forme de l'ulcération utérine chez
les filles vierges un autre symptôme qu'il considère comme le
plus significatif, *une faiblesse générale prononcée ;* et, il signale comme une preuve de la réaction de cette maladie sur
l'organisme, le trouble des fonctions digestives, l'abattement
moral, la perte du sommeil, l'hystérie, etc. Pour nous, ces
phénomènes secondaires de l'altération pathologique témoi-

gnent que la constitution générale de la femme a déjà subi une atteinte, et que sous son influence la maladie a changé de caractère. Ce n'est plus alors l'élément inflammatoire qui domine, mais un état diathésique qui se déclare. Aussi, ne pouvons-nous admettre l'exactitude de la proposition de M. *Bennet,* ainsi formulée : « En dehors de l'état cachectique, on peut « donc affirmer que toutes les fois qu'il existe, chez des vierges, « une faiblesse générale prononcée, en même temps qu'une « leucorrhée, il y a très-probablement inflammation, et pres- « que toujours ulcération du col. » Cette sentence si absolue du médecin anglais est conforme à l'esprit des doctrines médicales dont il s'est inspiré en composant son ouvrage, d'ailleurs très-remarquable sous beaucoup de rapports. En effet, pour M. Bennet, toutes les affections utérines reconnaissent l'inflammation pour cause unique.

En somme, nous pensons que l'inflammation et l'ulcération du col utérin ne sont pas très-rares chez les filles vierges ; qu'elles sont l'attribut du tempérament sanguin, avec une susceptibilité particulière de l'utérus ; qu'elles sont caractérisées par la dysménorrhée et les douleurs sympathiques signalées dans les mêmes circonstances chez les femmes mariées ; que les phénomènes nerveux qui se manifestent alors, sont des symptômes secondaires, qui trouvent leur source dans la matrice ; que lorsqu'il s'y joint de la pâleur, une extrême faiblesse, de l'abattement moral, du trouble dans la circulation et la digestion, c'est que la constitution de la malade a éprouvé déjà le contre-coup de la lésion utérine ; que le traitement local, qui peut suffire presque toujours dans le premier cas, est alors insuffisant ; qu'il faut lui associer des modificateurs généraux capables de porter remède au trouble fonctionnel et quelquefois à l'altération du sang.

Tout le monde reconnaît que la cessation du flux menstruel De l'âge critique. apporte une modification profonde aux conditions pathologiques de l'utérus. En effet, si l'on admet que la fluxion périodique, dont cet organe est le siége pendant trente ans environ, l'expose à subir l'influence de toutes les causes perturbatrices, on conviendra que la cessation de ce mouvement congestif doit rendre le système utérin moins susceptible d'inflammation.

L'expérience nous apprend, en effet, que beaucoup de femmes guérissent spontanément, à cette époque, d'affections utérines ou d'autres maladies dont la source était dans la matrice, et qui troublaient leur existence depuis plusieurs années. Ainsi, combien ne voit-on pas de femmes hystériques ou qui étaient affectées de fleurs blanches, de catarrhe utérin, etc., dont les maladies cessent avec leurs règles.

A cette époque de la vie de la femme, l'utérus subit une sorte d'atrophie, le col se rapétisse, devient plus dur. L'inflammation paraît avoir moins de prise sur son tissu devenu plus dense, plus réfractaire à tous les agents d'irritation.

Les ulcérations qui se manifestent alors chez les femmes, reconnaissent presque toujours une cause interne ou spécifique.

L'ulcération est ordinairement précédée de granulations qui peuvent exister à cet état pendant plusieurs mois et même des années, à raison du faible degré de vitalité que possède le système utérin. Nous avons plusieurs fois constaté chez des femmes de cinquante à soixante ans, atteintes de catarrhe utérin, des granulations petites, dures, blanches ou nacrées, répandues sous forme de grappes autour de l'orifice du col, et qui vraisemblablement se propageaient dans sa cavité. Les ulcérations chez les femmes de cet âge n'ont pas, généralement, le même aspect que chez les femmes d'un âge moins avancé; les sympathies qu'elles éveillent chez les premières sont moins nombreuses; elles provoquent rarement des douleurs dans les régions ovariques, mais plus souvent dans la région dorso-lombaire. Elles sont aussi bien plus réfractaires à tous les moyens de traitement.

Sur 120 ulcérations du col utérin, que nous avons eu occasion d'observer dans notre pratique particulière, voici de quelle manière elles se sont produites suivant les âges :

De 15 à 20 ans. . . . . . .   8 fois.
— 20 à 25 — . . . . . .   22 —
— 25 à 30 — . . . . . .   38 —
— 30 à 40 — . . . . . .   18 — } 120.
— 40 à 50 — . . . . . .   22 —
— 50 à 60 — . . . . . .   9 —
— 60 à 70 — . . . . . .   3 —

D'après ce tableau on voit, en premier lieu, que c'est de 25 à 30 ans que ces affections ont été les plus communes ; viennent ensuite d'une manière décroissante les trois périodes de 20 à 25 ans, de 40 à 50 et de 30 à 40. Enfin, si nous avons eu à traiter à peu près le même nombre de filles pubères, ou de jeunes femmes et de femmes arrivées à l'époque de leur retour, trois cas seulement de lésions utérines se sont montrés après 60 ans.

Nous pensons que chez les femmes qui sont d'un tempérament lymphatique, surtout lorsqu'il existe en même temps une prédominance nerveuse, cette double condition les dispose singulièrement aux affections utérines en général, et aux ulcérations du col en particulier. Cet effet ne se produit d'ailleurs dans cette circonstance qu'avec le concours d'autres causes que nous signalerons. La constitution physique donne des aptitudes à contracter de préférence telle ou telle affection, mais ne saurait constituer une cause. Dans le cas qui nous occupe, si le tempérament lymphatique est susceptible d'imprimer une forme, il ne peut influer essentiellement sur sa manifestation. Ce que

Relativement à la constitution physique.

nous disons ici de la prédominance lymphatique s'applique au tempérament sanguin par rapport aux ulcérations simples de nature inflammatoire. Cependant nous devons faire nos réserves quant à la fréquence : Notre observation personnelle, d'accord avec celle de la plupart des auteurs qui ont écrit sur les affections utérines, nous a appris que les femmes d'un tempérament lymphatique primitif, et surtout celles dont la constitution avait été altérée par des causes débilitantes, étaient bien plus exposées aux ulcérations.

Relativement à l'hérédité.

Nous croyons comme M. *Duparcque* [1] que l'hérédité a sur la production des ulcérations utérines une influence plus grande qu'on ne le croit généralement. « Cette influence, souvent funeste, dit-il, n'est pas toujours uniforme dans ses résultats : « Si le plus ordinairement c'est le même genre de maladie « qu'elle transmet, on voit aussi parfois l'hérédité borner son « influence à prédisposer l'utérus à des maladies quelconques, « et différentes, chez les filles, de celles d'une mère morte « d'un cancer utérin. » Nous avons pu constater dans plusieurs circonstances la justesse de son observation, et notamment sur deux jeunes femmes, nées d'une mère qui avait succombé à un cancer de la matrice, et que nous avons traité avec succès d'ulcérations utérines.

Lisfranc accorde une grande influence à la prédisposition congénitale, « si l'hérédité existe, dit-il, c'est pour les ulcères « *non encore carcinomateux.* » Assertion fondée sur l'opinion, professée par ce chirurgien, que l'ulcération peut se transformer en ulcère cancéreux ; opinion qui est aujourd'hui repoussée, avec juste raison, par les meilleurs esprits.

Causes déterminantes.

Ces causes, avons-nous dit, sont *locales* ou *générales.*

[1] Traité théorique et pratique des altérations organiques simples et cancéreuses de la matrice. — Paris, 2.ᵉ édit., 1839.

Au nombre des premières, nous devons signaler toutes les violences extérieures; l'introduction ou accidentelle des corps étrangers dans le vagin, ou criminelle dans l'intention de provoquer l'avortement; le volume trop considérable du membre viril; les excès du coït; l'accouchement laborieux; l'avortement naturel ou provoqué; les imprudences commises après la parturition; l'usage immodéré des voitures mal suspendues; l'équitation; la compression exercée sur l'abdomen déprimé par un corset trop serré; la présence d'un pessaire ou de tout autre corps étranger, etc. Toutes les causes que nous venons d'énumérer sommairement peuvent sans doute provoquer des ulcérations utérines; mais, d'après ce que nous avons dit précédemment, nous ne croyons pas qu'elles suffisent pour les produire, au moins dans la grande généralité des cas. Pour être édifié sur ce point on n'a qu'à interroger les femmes atteintes d'ulcération, et on reconnaîtra que le plus souvent on est très-embarrassé de trouver une cause locale à laquelle on puisse raisonnablement l'imputer.

Toutes ces diverses causes déterminantes locales sont liées à des états fonctionnels et physiologiques du système utérin que nous avons déjà exposés. Leur exagération ou leurs modifications morbides conduisent au développement de la lésion pathologique sous l'influence des *causes déterminantes générales.*

Ce que nous avons dit au commencement de ce travail sur l'action des diathèses, comme causes de production des lésions utérines, nous dispense d'entrer, à cet égard, dans de nouveaux détails. D'ailleurs, lorsque nous nous occuperons des diverses formes de l'ulcération du col utérin nous aurons une occasion naturelle d'épuiser ce sujet.

Nous avons admis en principe que les ulcérations utérines étaient liées, dans la grande généralité des cas, à un état morbide interne, diathésique, et qu'on ne parvenait le plus souvent à les guérir qu'en modifiant la constitution par des moyens capables de remédier aux troubles fonctionnels de la digestion, de la nutrition, des systèmes nerveux, circulatoire et lymphatique. Il est dès-lors évident que le traitement des affections utérines doit être plutòt médical que chirurgical. Malheureusement beaucoup de praticiens méconnaissent cette vérité; nonseulement ils n'opposent à la lésion utérine que des moyens locaux, mais souvent la nature de ceux-ci est telle qu'ils ne font qu'aggraver les deux maladies. Nous croyons, en conséquence, que dans le plus grand nombre des cas on doit associer le traitement général à l'emploi des moyens locaux.

Les ulcérations utérines sont-elles susceptibles d'une guérison spontanée? A cette question, posée dans ces termes généraux, nous répondrons par la négative. Cependant nous croyons qu'une légère érosion inflammatoire ou muqueuse, récente, chez une femme bien portante, d'ailleurs, est susceptible de guérison au moyen du traitement local le plus simple. Dans toute autre circonstance l'expérience nous a appris que ces lésions avaient une tendance à se perpétuer quand on les abandonnait à elles-mêmes.

Le traitement se divise en *local* et en *général*. Le premier suffit ordinairement lorsque les lésions utérines sont récentes et qu'elles ne sont pas entretenues par une cause interne.

Traitement local. Ce traitement comprend une série de moyens que nous allons envisager sous un point de vue général: 1.º les *injections vaginales intra utérines*; 2.º les *douches ascendantes*; 3.º les *applications topiques*; 4.º les *bains*; 5.º et les *caustiques*.

1.º Les *injections vaginales* constituent un moyen utile mais accessoire dont on a souvent abusé. En effet, l'introduction réitérée des liquides chauds et relâchants a surtout l'inconvénient, dans quelques circonstances, de ramollir les tissus et d'entretenir la sécrétion de la membrane muqueuse vaginale. Toutes les fois que nous avons à faire à des ulcérations, dans lesquelles le traitement général doit jouer le rôle principal, nous nous bornons à des injections d'eau pure à une moyenne température: Dans ce cas nous substituons à la seringue à injection ordinaire, *l'irrigateur de Charrière.* Cet instrument nous parait préférable, parce qu'il permet de graduer la force d'impulsion du liquide injecté, que la projection en est plus égale et plus prolongée. Ces irrigations ont pour effet de débarrasser le col et le canal vulvo-utérin des mucosités qui sont souvent sécrétées en grande abondance.

Les injections sont composées, suivant la nature, le degré et la forme des lésions qu'on veut combattre, de décoctions émollientes, narcotiques, ou de liqueurs astringentes ou caustiques.

Lorsqu'il y a de la chaleur, de la douleur dans le canal vulvo-utérin, qu'il existe un gonflement inflammatoire du col, de l'éréthisme nerveux, on emploie alors des injections composées de décoctions émollientes, de racine de guimauve, par exemple, à laquelle on associe quelquefois des feuilles de morelle ou des têtes de pavots.

Lorsque les ulcérations du col utérin sont compliquées de vaginite ou de leucorrhée chroniques, indépendamment des autres moyens de traitement appropriés à la maladie principale, nous employons simultanément, des irrigations quotidiennes avec les décoctions de feuilles de noyer, de noix de galle, de tannin, de ratanhia, etc. ; réservant les solutions des sulfates de cuivre, de zinc ou d'alumine, ou de nitrate d'argent cristallisé, pour les cas où nous voulons en même temps modifier certaines ulcérations indolentes, fonguenses, etc.

Ce qui rend presque toujours les injections vaginales insuffisantes dans le traitement de la leucorrhée, c'est que leur action bornée au vagin ne peut atteindre la source du mal. En vue de cette insuffisance, M. *Mellier* a proposé de recourir aux *injections intra utérines*, en portant ainsi le remède sur le siége de la maladie. Cette médication a soulevé une vive polémique parmi les auteurs. Tandis que MM. *Vidal (de Cassis)*, *Téallier*, *Jacquemin* prétendent en avoir obtenu d'assez bons effets, sans jamais avoir observé d'accidents, MM. *Hourmann*, *Nélaton*, *Danyau* les proscrivent d'une manière absolue, comme constituant un moyen très-dangereux, le liquide injecté pouvant très-facilement pénétrer soit dans les veines utérines, soit, par les trompes, dans la cavité du péritoine. Sans nous prononcer dans cette question délicate, nous rapportons deux faits où nous avons employé l'injection intra utérine avec succès. Quoique nous ne prétendions certes pas en conclure l'innocuité absolue de ces injections, nous croyons que les dangers de cette pratique ont été exagérés, et qu'il est des circonstances où elles peuvent être utilement employées, en apportant dans leur emploi une extrême prudence.

Le liquide injecté par M. Vidal est une décoction concentrée de feuilles de noyer, ou une solution d'iode, selon la formule suivante : ♃ eau, 30 grammes ; iodure de potassium et iode, à à, 5 centigrammes.

2.° *Les douches ascendantes*, qu'on administre au moyen d'appareils plus ou moins ingénieux, ne sont généralement employées dans le traitement des ulcérations du col utérin, que lorsqu'il s'agit de porter remède à certaines complications telles que le prolapsus de la matrice, l'engorgement indolent du col. Cependant il nous est arrivé quelquefois d'associer ce moyen à la cautérisation dans certaines ulcérations lymphatiques ou scrophuleuses, caractérisées par l'absence de toute douleur locale, le gonflement œdémateux du col, un état de relâchement de la membrane vulvo-utérine accompagné d'une sécrétion muqueuse abondante. Dans cette circonstance, l'emploi sous forme de douche, d'une décoction tonique ou astringente (de quina, de ratanhia, etc.), nous a procuré le double bénéfice de modifier avantageusement la surface ulcérée et la turgescence séreuse de la membrane muqueuse.

3.° *Les applications topiques.* Des poudres absorbantes, telles que la farine de riz, l'amidon ou la racine d'iris en poudre, sont quelquefois portées sur les surfaces ulcérées au moyen de l'insufflation ou sur un plumasseau de charpie. D'autre fois on leur substitue l'alun ou le calomel. Enfin, on voit des praticiens qui laissent à demeure sur l'ulcération des tampons de charpie imprégnés d'une liqueur soit astringente ou caustique, ou enduits d'une pommade ayant les mèmes propriétés.

Cette dernière médication nous paraît mauvaise, parcequ'elle a pour effet d'irriter les surfaces ulcérées et de congestionner le col utérin. Nous en dirons autant des cataplasmes vaginaux, malgré l'autorité de Récamier qui en faisait un fréquent usage.

Nous avons cependant quelquefois recours à l'insufflation du sulfate d'alumine pur ou mêlé à du sucre en poudre dans certains ulcères blafards ; cette pratique, en ranimant leur action vitale, peut favoriser les progrès de la cicatrisation. Dans les mèmes circonstances, le calomel porté directement sur leur surface, procure aussi des services incontestables. C'est à ce dernier agent thérapeutique que nous donnons la préférence, lorsqu'il s'agit de hâter la cicatrisation des ulcérations de l'orifice du col qui résistent à l'action des caustiques. Le concours de ce moyen topique réussit alors généralement bien.

4.° *Les bains chauds* sont rarement indiqués dans le traitement des ulcérations utérines. Nous ajouterons, ce que nous avons dit à l'occasion des injections émollientes, qu'on en abuse trop souvent, et que par leur usage on entretient et on aggrave le plus souvent certaines ulcérations. Cette reflexion s'applique particulièrement à l'emploi des bains de siége, que beaucoup de médecins conseillent pourtant dans cette circonstance, sans se rendre un compte bien exact de leurs effets. *Lisfranc* et la plupart des médecins qui ont écrit sur les affections utérines les signalent comme essentiellement nuisibles.

Nous ne prétendons pas cependant proscrire d'une manière absolue, les bains généraux, du traitement des maladies qui nous occupent ; mais nous croyons qu'ils ne sont véritablement utiles que dans un petit nombre de cas limités ; par exemple, dans les ulcérations de nature inflammatoire, chez les femmes jeunes, pléthoriques, où il convient de calmer l'éréthisme nerveux du système utérin ; chez les jeunes filles atteintes d'ulcération avec complication de dysmenorrhée ; dans quelques cas d'ulcérations douloureuses, sans troubles généraux provenant d'un état diathésique. Dans toute autre circonstance nous les considérons comme plus nuisibles qu'utiles.

Les bains froids, au contraire, constituent une précieuse ressource de traitement dans beaucoup de circonstances où ils ne pourraient pas être remplacés. Toutes les fois, par exemple, qu'il existe une surexcitation nerveuse, compliquée de faiblesse, comme il arrive dans la chloro-anémie, chez les filles pubères, lorsque la chlorose ou l'hystérie compliquent les lésions de l'utérus ; chez quelques femmes arrivées à l'époque critique, et qui sont débilitées par une leucorrhée ou une vaginite chroniques avec sécrétion séreuse excessive, comme nous en rapportons plusieurs observations. Dans tous ces cas, nous avons obtenu d'excellents résultats des bains froids, de cinq à dix minutes de durée, à la température de 25 à 28 degrés centigrades. La réaction tonique qui succède à la première impression du froid, exerce une influence salutaire sur les forces générales des malades. Il nous arrive souvent d'augmenter l'action stimulante de ces bains par l'addition de deux à quatre kilogrammes de sel marin.

5.º *La Cautérisation*. Les chirurgiens, soumis par la nature de leurs études, à l'influence de l'esprit de localisation exagéré de notre époque, ont été entraînés à tout rapporter, dans les maladies des femmes, aux lésions locales. Cette doctrine a été la source du traitement exclusif par les caustiques que nous voyons employé par nos grandes célébrités chirurgicales. En effet pour la plupart d'entr'eux la cautérisation par le fer rouge ou par le nitrate acide de mercure constitue l'unique méthode de traitement qu'ils opposent à toutes les formes des ulcérations utérines, négligeant ou dédaignant l'emploi des modificateurs généraux. Nous avons dit que cette pratique ne nous paraissait pas rationnelle ; si nous reconnaissons, avec tous les praticiens l'utilité incontestable de la cautérisation, nous croyons aussi qu'il y a nécessité de lui associer dans la plupart des cas, un traitement général.

Une médication locale étant reconnue nécessaire alors que les ulcérations ne sont que des épiphénomènes d'une affection générale évidente, elle doit l'être avec plus forte raison lorsqu'elle sont primitivement exemptes de toute complication résultant d'une altération générale du sang.

L'activité des divers agents caustiques doit être subordonnée aux conditions pathologiques des altérations dont on se propose de modifier la nature. Après avoir combattu les phénomènes inflammatoires locaux, quand ils existent, par des topiques appropriées et les causes générales diathésiques, si on reconnaît leur influence, par un traitement convenable, on termine souvent le traitement par l'emploi des caustiques. « Celui-ci « n'est ici qu'un modificateur sous l'influence du quel les mou- « vements organiques nécessaires à la guérison sont heureuse- « ment sollicités, et cette médication, incendiaire en apparence, « ne provoque presque jamais de sensation douloureuse, ni de « réaction générale inquiétante', et elle a pour conséquence « ordinaire une guérison souvent lente encore, mais néanmoins « assurée dans la très-grande majorité des cas. Elle offre une

« des preuves aujourd'hui très-nombreuses des succès qu'on
« peut obtenir en substituant à une phlegmasie lente et tendant
« à se prolonger indéfiniment une phlegmasie plus active , et
« dont la guérison est plus sûre et plus prompte que celle qui
« pourrait être obtenue par des procédés moins périlleux en
« apparence , mais bien certainement moins efficaces. Trop de
« faits déposent aujourd'hui en faveur de cette médication
« substitutive appliquée au traitement des affections utérines
« pour que ses résultats heureux et son innocuité puissent être
« sérieusement contestés. » (*Paul Dubois.*)

Nous n'avons pas besoin d'ajouter que ces réflexions que
nous empruntons à un des chirurgiens les plus consciencieux
et les plus compétents dans la matière, nous semblent aussi
judicieuses que rationnelles. Dans ces termes, en effet, l'application des caustiques au traitement local des ulcérations utérines
constitue un moyen qu'on ne saurait remplacer par aucune
autre, l'expérience le prouve suffisamment. D'ailleurs par
l'emploi des caustiques, si on applique une substance irritante
sur des surfaces irritées, d'une part, soit à cause de l'agent
thérapeutique, soit à cause du mode de son application, l'irritation produite est légère et superficielle, d'autre part, l'inflammation des surfaces est à l'état chronique, et enfin la vitalité
des tissus malades est très-restreinte et leur tolérance très-
prononcée.

Les caustiques qui sont le plus généralement employés sont
les suivants : Le *sulfate de cuivre;* le *nitrate d'argent fondu;*
le *caustique de Filhos;* les caustiques liquides : le *nitrate acide
de mercure* et la *solution caustique de nitrate d'argent;* enfin
le *cautère actuel* ou *fer rouge.*

Le sulfate de cuivre est un agent d'une action trop faible pour
produire une véritable cautérisation. A ce titre il est insuffisant
mais il peut être utile lorsqu'il s'agit de modifier la membrane

muqueuse de la cavité du col, dans le catarrhe utérin. Dans
ce cas on promène tous les jours un crayon de ce sel dans l'intérieur de la cavité. Nous avons personnellement employé ce
moyen 2 ou 3 fois ; mais nous y avons renoncé, à cause de son
défaut d'activité. Nous donnons alors la préférence à la solution
de sulfate de cuivre que nous portons, à l'aide d'un pinceau
dans l'intérieur du col, ou sur la surface du vagin, dans la vaginité chronique.

Le nitrate d'argent fondu, dont l'action est superficielle,
ne peut être utilement employé que pour des érosions ou de
légères ulcérations. On lui reproche, avec raison, de provoquer après la cautérisation un écoulement sanguin qui n'a
d'ailleurs rien de sérieux. Pour cette raison, et aussi à cause
de son insuffisance, nous avons rarement recours à ce
caustique. Cependant, nous devons reconnaître que de légères cautérisations avec le crayon de nitrate d'argent, sont
souvent utiles pour accélérer la cicatrisation des ulcérations
utérines qui ont été préalablement traitées par des caustiques
plus actifs : alors son emploi nous paraît parfaitement approprié.

Le *caustique de Filhos* (potasse de Vienne solidifiée), est un
agent dont nous avons obtenu les meilleurs résultats ; cependant nous sommes loin de le recommander dans tous les cas.
Ainsi, il ne saurait convenir lorsqu'il s'agit de cautériser une
ulcération superficielle ; nous le réservons pour les circonstances
où nous voulons agir plus profondément, par exemple, dans le
cas d'une ulcération ancienne, blafarde, exhubérante ou fongueuse, fournissant une suppuration abondante.

Ce caustique, dont les applications doivent d'ailleurs être
toujours ménagées, produit une escharre qui se détache dans
les vingt-quatre ou quarante-huit heures. Après sa chute, on
remarque dans l'aspect de l'ulcère une modification que les
cautérisations suivantes rendent toujours plus avantageuse ; des

bourgeons charnus ne tardent pas à se développer, et la cicatrisation finit par s'opérer.

En général, les cautérisations avec le caustique de Filhos ne doivent pas être trop rapprochées ; quoique nous ne puissions rien préciser à cet égard, leur fréquence étant subordonnée à la position des malades, nous pensons que généralement il faut laisser un intervalle de sept à huit jours entre chaque cautérisation. D'ailleurs, aussitôt que nous avons modifié la surface des ulcérations utérines qui nous paraissent réclamer l'emploi de cet agent caustique, nous lui en substituons un autre plus en rapport avec l'état de la lésion. Ainsi, il nous arrive souvent de commencer le traitement par quelques cautérisations avec ce caustique, et de le terminer par de légères applications de nitrate acide de mercure pur, ou étendu d'une certaine quantité d'eau, ou mélangé avec parties égales de laudanum.

Le nitrate acide de mercure est exclusivement employé de nos jours par quelques médecins. Son efficacité, comme modificateur local, dans les maladies qui nous occupent, est incontestable et consacrée par les succès qu'il a procurés à Récamier, Lisfranc, MM. Jobert, Emery, etc. Aussi, si ce n'était l'inconvénient qu'il partage avec tous les caustiques liquides, de ne pas être assez circonscrit dans son action, et celui qui lui est exclusif, de provoquer quelquefois la salivation, dès la première application, nous lui donnerions la préférence sur le précédent. Cependant, à l'exemple des praticiens que nous venons de nommer, nous l'employons généralement dans les cas d'ulcération simple, superficielle et de bon aspect. Suivant les indications, nous l'employons pur quand nous voulons agir plus activement, ou étendu d'eau ou mélangé, dans une certaine proportion avec le laudanum, quand il y a de l'irritation ou de la douleur.

La solution caustique de nitrate d'argent, préparée avec

partie égale d'eau et de sel d'argent , n'est plus guère employée
que par M. *Ricord*, depuis la mort de Récamier qui l'avait
proposée le premier dans le traitement des ulcérations utérines.
Dans notre pratique nous avons eu recours quelquefois à la
solution à $\frac{1}{10}$ de ce sel pour toucher les ulcérations à la fin
d'un traitement par le caustique de Filhos. Nous avons aussi
employé la même solution dans la vaginité, au moyen d'un
pinceau que nous promenons légèrement sur la membrane
muqueuse du vagin : pour cette petite opération nous nous
servons d'un spéculum à deux valves qui par les intervalles
qu'il laisse quand il est ouvert, permet de pratiquer facilement
cette légère cautérisation.

Cautère actuel , fer rouge. M. Jobert est le premier qui
ait préconisé l'application du cautère actuel dans le traitement
des ulcérations utérines non caucéreuses.

Nous apprécions toute la valeur de ce moyen héroïque que
cet habile chirurgien emploie presqu'exclusivement dans sa
pratique. Il est des circonstances où il devient l'*ultima-ratio*
à laquelle nous devons nous rendre; et, nous ne reculons pas
devant son application, quand il nous est démontré que nous
réussirions moins bien par un autre moyen. Mais, non-seulement nous n'admettons pas qu'il soit nécessaire de recourir à
la cautérisation par le fer rouge dans *toutes* les ulcérations utérines; nous croyons encore qu'il faut le réserver pour les cas
extrêmes, exceptionnels, ou réfractaires aux autres caustiques.
Ainsi, dans les ulcérations récentes , simples, superficielles ,
et même dans celles ayant une certaine chronicité, pourvu
qu'elles ne soient ni trop profondes, ni anfractueuses, nous
employons d'abord des agents de cautérisation moins actifs tels
que la potasse de Vienne solidifiée ou le nitrate acide de
mercure qui, à l'aide d'un traitement approprié suffisent dans
la généralité des cas, pour procurer une guérison solide.
Cependant nous pensons que l'emploi du cautère actuel est

indiqué : 1.º dans toutes les ulcérations qui ont résisté aux autres caustiques (à moins qu'elles ne soient cancéreuses); 2.º dans les ulcères profonds, anfractueux, à fond grisâtre, de mauvais aspect, fongueux, saignants; 3.º dans les ulcérations chroniques compliquées d'engorgement considérable avec induration ou ramollissement du col.

La cautérisation avec le fer rouge, outre la terreur qu'elle inspire à la plupart des malades, détermine quelquefois une irritation locale, variable suivant la profondeur de l'escarrhe, qui, en s'étendant aux organes voisins, développe souvent des douleurs plus ou moins vives à la matrice, à la vessie, dans les régions inguinales, hypogastrique, quelquefois des phénomènes sympathiques tels que nausées, vomissements, etc. Ces accidents se dissipent d'ailleurs au bout de quelques jours au moyen d'injections, de lavements, de cataplasmes émollients laudanisés, de bains, etc.

Pour prévenir autant que possible ces accidents, nous sommes dans l'usage, immédiatement après la cautérisation avec le fer rouge ou le nitrate acide de mercure, de verser de l'eau froide dans le spéculum. Cette pratique, dans le premier cas a pour effet de refroidir l'instrument et de calmer la douleur qui succède quelquefois à la cautérisation, et dans le second d'empêcher que quelques gouttes de nitrate acide ne se répandent dans le canal vulvo-utérin où elles détermineraient de vives douleurs.

La cautérisation avec le fer rouge doit-elle être profonde pour détruire en une fois certains ulcères profonds ou fongueux, de mauvais aspect, et abréger par là le traitement? Nous pensons qu'en règle générale, il vaut mieux prolonger la durée de la maladie par des cautérisations superficielles, que de provoquer une perturbation générale par une forte cautérisation faite dans l'intention de produire une escarrhe profonde.

Cette prescription est surtout rigoureuse lorsqu'il s'agit de la cautérisation d'un ulcère superficiel ayant résisté à d'autres agents caustiques.

Il importe aussi de ne pas réitérer trop souvent l'application du cautère pour ne pas détruire la cicatrice de nouvelle formation. Quoiqu'il ne puisse y avoir rien de fixe à cet égard, nous pensons qu'il faut laisser entre chaque cautérisation, au moins huit à dix jours d'intervalle.

Nous avons reconnu la nécessité d'associer un traitement général au traitement local dans les affections utérines. Nous ne reviendrons pas sur les raisons que nous avons invoquées.

Traitement
général.

Les principaux modificateurs généraux applicables aux diverses formes de l'ulcération du col utérin sont les suivants : 1.º *Les toniques;* 2.º *Les ferrugineux;* 3.º *Les préparations iodées;* 4.º *les eaux minérales et les bains de mer;* 5.º *Les règles de l'hygiène.*

1.º *Les toniques.* Dans les ulcérations qui sont liées à un état diathésique, on connaît l'utilité des toniques, administrés à l'intérieur, et, leur importance est si bien comprise même par les médecins qui considèrent ces lésions comme locales, qu'ils conseillent généralement l'usage d'une infusion amère, de houblon, de germandrée ou de saponaire pendant toute la durée du traitement par les caustiques. Il est vrai qu'ils s'en tiennent ordinairement là, croyant avoir rempli toutes les indications d'un traitement général par une boisson plus ou moins insignifiante.

Dans les formes lymphatique, scrofuleuse, anémique, avant de recourir aux caustiques, nous commençons invariablement le traitement par la médication tonique. Ainsi, suivant les circonstances, nous donnons à nos malades les infusions de houblon, de germandrée, de petite centaurée, de quassia amara, de simarouba, etc. ; les vins ou les sirops de gentiane, de quina, ou antiscorbutique de Portal. Ces moyens, associés à un traitement local approprié et aux autres modificateurs généraux, ont pour effet de relever les forces des malades et de réagir d'une manière salutaire sur l'affection utérine. Ce n'est qu'après avoir rempli cette première indication que nous avons recours aux agents caustiques, dont le succès est d'autant plus prompt et plus certain que nos malades se trouvent dans des conditions plus satisfaisantes.

2.º Les *ferrugineux* fournissent, comme tout le monde le sait, de précieuses ressources dans le traitement des affections chloro-anémiques. Nous les employons dans cette circonstance avec un succès presque constant, lorsqu'il ne se rencontre d'ailleurs chez les malades nulle contr'indication. Les pilules de *Blaud*, de *Vallet*, les pastilles de *Gélis* et *Conté*, la poudre de *Quesneville*, sont des préparations vulgaires que tous les médecins connaissent et qui rendent de grands services dans ce cas. Nous en dirons autant des eaux factices et naturelles ferrugineuses.

Les sels de fer qui ont été les plus préconisés sont : les sulfates et les carbonates de fer. Les dissolutions de sulfate de fer, de tartrate de potasse et de péroxide de fer (Boule de Nancy) étant plus facilement absorbées, jouissent d'une plus grande activité, à raison de leur solubilité.

3.º Les *préparations iodées* et *iodo-ferrées*. La médication iodée et iodo-ferrée prend, tous les jours, en thérapeutique, une importance de plus en plus grande ; et nous croyons que ce n'est pas sans raison. Nous renfermant dans son application au traitement des lésions utérines compliquées d'un état diathésique, nous devons dire que nous avons obtenu généralement de son usage d'éminents services, que nous signalons dans la seconde partie de ce travail.

Les principales préparations que nous employons avec le plus de succès dans ce cas, sont l'iodure de potassium et l'iodure de fer.

Nous administrons la première de ces substances, en solution, à la dose de 25 centigrammes, au début, que nous portons progressivement de 2 à 4 grammes par jour, dans une infusion amère.

Les travaux de M. *Dupasquier* avaient mis en lumière les propriétés de l'iodure de fer ; mais l'expérience ne tarda pas à démontrer que le sirop préparé selon la formule de ce médecin ne conservant pas à cette substance sa pureté primitive, était un médicament infidèle. Depuis, la thérapeutique s'est enrichie de deux nouvelles préparations, les pilules de M. *Blanquart* et les dragées de M. *Gille*, dans lesquelles l'iodure de fer est conservé sans altération.

Ce sont ces deux préparations qui nous ont servi à expérimenter l'iodure de fer dans le traitement des affections utérines. Nous administrons les pilules d'iodure ferreux de *Blanquart* à la dose de deux à six par jour, et les dragées de *Gille* de quatre à huit.

Il résulte d'ailleurs de notre observation que l'iodure de potassium, et surtout le proto-iodure ferreux, réussissent particulièrement 1.º dans le catarrhe utérin chronique ; 2.º dans le cas d'ulcération compliquée d'engorgement considérable du col, particulièrement chez les femmes atteintes de scrofule ou de chloro-anémie.

4.º Les *eaux minérales* et les *bains de mer*. Les eaux minérales naturelles et les bains de mer jouent un grand rôle dans le traitement des lésions de la matrice, et procurent assurément de bons résultats. Mais, il ne faut pas se faire illusion sur leurs propriétés ; le bien que les malades en retirent provient aussi, on n'en peut douter, de l'air vif, de l'exercice modéré, du changement d'habitudes et de la manière de vivre, et des distractions que trouvent aux eaux les personnes qui s'y rendent. C'est là précisément la raison du bénéfice qu'en retirent les femmes dont les organes digestifs ou le système nerveux éprouvent une certaine perturbation. Les eaux minérales ferrugineuses de *Spa*, de *Pyrmont*, de *Provins*, de *Cransac* contiennent une légère proportion de fer en dissolution ; la présence de l'acide carbonique les rend gazeuses ; elles renferment aussi quelques principes alcalins et sont de la plus grande efficacité contre la dyspepsie, en favorisant les fonctions digestives et en mettant l'organisme dans les conditions les plus opportunes de réparation et d'assimilation.

Les eaux alcalines de *Plombières* et la source ferrée du *Luxeuil* sont encore préconisées dans les mêmes circonstances. Mais comme les bains de mer, elles sont surtout utiles après le traitement local pour consolider la guérison et favoriser la résolution des engorgements du col. A ce titre nous avons souvent employé avec fruit, dans les mêmes circonstances, les bains alcalins artificiels.

5.° *L'observation des règles de l'hygiène* a une grande importance dans les maladies qui nous occupent. Une alimentation réparatrice, un air pur, un exercice modéré, des passions douces, etc., exercent assurément sur le rétablissement général des forces et sur la guérison finale des ulcérations qui tiennent à une constitution détériorée, une influence aussi active que les moyens thérapeutiques. Il importe donc que les femmes d'un tempérament extra-lymphatique, scrofuleuses ou chlorotiques soient mises à l'usage d'un régime alimentaire substantiel, d'un vin généreux ; qu'elles vivent à l'air et au soleil ; qu'elles évitent l'humidité, le froid et les passions tristes ; qu'elles soient frictionnées sur tous les membres avec la flanelle sèche ou arrosée avec un alcoolat aromatique et qu'elles prennent un exercice modéré. A ce sujet nous devons dire quelques mots du repos et de la position horizontale auxquels on condamne en pareille circonstance la plupart des femmes.

Au nombre des moyens de guérison considérés comme les plus indispensables au succès du traitement, Lisfranc place le repos absolu et prolongé dans une situation horizontale ; et, aujourd'hui encore, ce précepte est trop souvent appliqué avec une grande rigueur par beaucoup de médecins. Souvent cette privation de mouvement a pour effet d'énerver les malades, d'entretenir les troubles fonctionnels, particulièrement de la digestion. Chez un certain nombre de malades la sensibilité nerveuse s'exalte, le sommeil se perd, le teint s'altère et les forces déclinent.

Nous croyons que le repos absolu est nécessaire aux malades chez lesquelles l'exercice provoque ou aggrave les douleurs, chez celles qui portent un engorgement inflammatoire, rendu douloureux par la progression.

En règle générale, l'exercice doit être graduel et n'être jamais porté jusqu'à la fatigue. Il faut d'ailleurs en étudier attentivement les effets afin de le modérer ou même de le supprimer s'il produit des accidents ou s'il exerce une certaine influence sur les progrès de la maladie. La marche est généralement préférable à l'exercice en voiture.

DEUXIÈME PARTIE.

DES FORMES DIVERSES QU'AFFECTENT LES ULCÉRATIONS UTÉRINES PAR RAPPORT A LEURS CAUSES DE PRODUCTION.

CHAPITRE PREMIER.

DES ULCÉRATIONS PAR CAUSE LOCALE.

Forme inflammatoire ou sub-inflammatoire.

Nous n'avons pas à revenir ici sur ce qui a été dit précédemment, à l'occasion des causes locales, qui peuvent déterminer l'inflammation et l'ulcération du col utérin ; il nous suffira d'énumérer sommairement celles des causes qui disposent le plus à ces sortes de lésions. Ainsi, le *tempérament sanguin,* la *jeunesse,* toutes les causes qui favorisent la congestion et l'excitation du système utérin: *une menstruation difficile, douloureuse,* la *masturbation,* les *abus du coït.* Chez quelques femmes, en effet, les organes utérins sont tellement irritables que les rapports sexuels, même modérés, développent des phénomènes inflammatoires. Notre première observation en est un exemple frappant. Nous avons dit aussi que chez quelques jeunes filles la congestion qui précède l'éruption des règles

Prédispositions
générales.

est quelquefois morbide, et qu'elle s'accompagne de douleurs vives qui, par leur persistance, peuvent amener un état inflammatoire du col de la matrice.

On comprend que *l'accouchement* et *l'avortement* doivent être des causes très-fréquentes de l'inflammation et de l'ulcération du col. En effet, les évolutions de la parturition justifient cette fréquence, quoique nous ne prétendions pas dire que l'inflammation doive être la conséquence naturelle et forcée des déchirures du col utérin qui accompagnent tous les accouchements. La dilatation graduelle du col pendant la grossesse et sa déchirure par le travail de l'accouchement déterminent souvent des contusions, des érosions plus ou moins étendues dans la membrane muqueuse du col; mais ces lésions disparaissent avec promptitude chez la plupart des femmes. Il arrive cependant quelquefois que ces érosions, entretenues par diverses causes dépendant de l'état des couches, persistent et deviennent le point de départ d'une ulcération dont l'existence ne se révèle souvent que longtemps après l'accouchement.　-

« Pendant toute la durée de la vie menstruelle, dit M. Bennet, l'utérus d'une femme qui a eu des enfants reste dans un état de vascularité, de vitalité plus prononcée qu'avant la conception; à partir de ce moment, il conserve toujours un volume plus considérable; autrement dit, l'utérus reste plus exposé aux maladies inflammatoires. »

Ces prédispositions générales que nous venons d'énumérer sont toutes liées à des états fonctionnels et physiologiques du système utérin. Leurs exagérations ou leurs modifications morbides conduisent au développement de l'élément inflammatoire sous l'influence de toutes les causes éfficientes ordinaires des maladies inflammatoires, et particulièrement de celles qui agissent sur l'utérus.

`Les phénomènes locaux que nous avons assignés à cette forme de la lésion utérine du col, sont, en procédant selon l'ordre de leur manifestation : la *congestion inflammatoire* suivie de la *rougeur*, rougeur quelquefois très-vive, au lieu de cette couleur rose pâle qu'offre cet organe dans l'état normal, et qui précède toujours l'*érosion ;* la *présence du muco-pus* recouvrant les surfaces enflammées ou érodées ; l'érosion se transformant enfin en ulcération dans un délai variable, suivant l'intensité des causes inflammatoires ; et comme conséquence la plus ordinaire, l'*engorgement* accompagné le plus souvent d'*induration*.

Nous avons vu que les effets de l'état inflammatoire variaient suivant qu'il envahissait la surface externe du col ou de sa cavité ; mais, sans qu'il soit nécessaire de revenir sur les distinctions que nous avons établies précédemment, nous devons insister sur les caractères différentiels de la forme extérieure de ces ulcérations ; sur leurs manifestations sympathiques les plus communes, sur leur marche et leur terminaison.

L'ulcération qui succède à la phlegmasie du col se manifeste beaucoup plus souvent sur sa face externe que dans sa cavité.

Dans le premier cas elle offre généralement une surface plus ou moins rouge, formant tantôt une légère saillie par suite du boursouflement du tissu réticulaire, tantôt une légère dépression, en raison de la tuméfaction de ses bords ; d'autres fois elle est presque de niveau avec les parties voisines dont on ne la distingue que par sa coloration plus vive.

La surface ulcérée est tantôt couverte d'une couche de muco-pus plus ou moins adhérente, ou bien lisse, luisante, sèche et saignante.

Ces ulcérations sont généralement superficielles et peuvent

rester longtemps stationnaires. Lorsqu'elles font des progrès c'est plutôt en largeur qu'en profondeur.

L'ulcère de forme inflammatoire dont le point de départ est dans la cavité du col, succède rarement au catarrhe utérin : il est alors presque toujours précédé de granulations. Celles-ci, d'une coloration plus ou moins vive, sont petites, dures, agglomérées dans le voisinage de l'orifice, et peuvent rester stationnaires pendant un temps indéterminé. L'ulcération se forme par le soulèvement de l'épithélium ; alors elle se présente sur un point circonscrit de l'orifice externe du col, qui est toujours plus ou moins entr'ouvert, soit sous forme annulaire, envahissant toute la circonférence de cet orifice, ayant un aspect d'un rouge plus ou moins vif, souvent douloureux et saignant. On ne le découvre dans la plupart des cas qu'après avoir enlevé avec un pinceau une matière albumineuse, transparente, plus ou moins adhérente à l'orifice du col.

Le gonflement de cet organe et son induration accompagnent presque toujours la lésion de la membrane muqueuse.

Les phénomènes sympathiques qu'éveillent ces lésions sont beaucoup plus limités que ceux qui sont entretenus par une cause générale ou diathésique. On observe rarement des troubles fonctionnels : la menstruation est régulière et à peu près normale, à peu d'exceptions près ; les digestions et la nutrition ne présentent guère non plus de symptômes de perturbation ; enfin la plupart des femmes jouissent, en apparence au moins, de l'intégrité de toutes leurs fonctions.

Nous devons pourtant faire une exception pour les lésions utérines inflammatoires qui se manifestent chez les filles atteintes de dysménorrhée. Il est remarquable que cette circonstance imprime à la marche des ulcérations du col un caractère plus aigu qui se traduit alors par des phénomènes locaux et généraux plus tranchés.

Les accidents qui peuvent mettre sur la voie et révéler l'existence d'une ulcération sont les suivantes :

La *douleur* n'existe pas toujours. En effet, dans l'ulcère sub-inflammatoire, les femmes n'éprouvent généralement pas de douleur locale et rarement des symptômes sympathiques. Lorsque la douleur existe, elle se manifeste soit à l'occasion du coït, d'un exercice violent à pied ou en voiture, dans la station prolongée. Les femmes se plaignent alors de ressentir un sentiment douloureux plus ou moins obtus dans les régions ovariques, et particulièrement dans celle du côté gauche. Rarement ces douleurs sont ressenties dans les régions lombo-sacrée ou hypogastriques, à moins d'engorgement considérable du col. Dans ce dernier cas, on observe d'autres phénomènes sympathiques tels que nausées, un sentiment de fatigue dans la marche, etc.

La *suppuration* est presque toujours nulle, à moins de catarrhe utérin ou de vaginité. Dans tout autre cas la suppuration est limitée à la surface ulcérée et ne peut être constatée qu'au moyen de l'exploration directe.

D'après ce qui précède, le diagnostic est nécessairement obscur, puisqu'on n'a pour s'éclairer que les circonstances commémoratives d'un accouchement antérieur ou des autres causes que nous avons énumérées. Les phénomènes locaux et sympathiques viennent alors en aide au médecin qui ne peut, en dernier résultat, porter un jugement sûr qu'après un examen préalable au moyen du spéculum.

L'ulcération inflammatoire peut pendant des années occuper le col utérin et sa cavité sans donner lieu à d'autres accidents que ceux que nous venons d'examiner, mais nous ne croyons pas qu'elle puisse guérir spontanément, au moins dans le plus grand nombre des cas.

L'absence, dans quelques circonstances, des phénomènes

locaux et généraux explique comment ces affections peuvent
être méconnues par les malades et les médecins. Lorsque leur
attention a été éveillée, souvent elles sont déjà anciennes, et
l'exploration révèle des lésions dont l'invasion remonte quelquefois à plusieurs années.

Les trois observations suivantes sont destinées à montrer sous
ses divers aspects l'ulcération utérine de forme inflammatoire.

Ire OBSERVATION.

---

*Érosion inflammatoire accompagnée de vaginite aiguë, chez une
femme de 24 ans.*

Nous fûmes consulté en 1852 par une jeune femme de 24
ans, Madame ...., pour une affection utérine, sur l'invasion
de laquelle on nous donna les renseignements suivants :

Madame .... avait joui d'une bonne santé jusqu'à l'époque
de son mariage, qui remontait à dix-huit mois environ. Depuis
ce jour elle éprouvait un sentiment de cuisson et d'ardeur douloureuse dans tout le trajet du canal vulvo-utérin, des envies
fréquentes d'uriner suivies de douleurs aiguës dans le canal de
l'urètre après l'émission des urines. Ces accidents étaient accompagnés de l'écoulement par la vulve d'un mucueux jaunâtre, peu abondant.

Madame .... éprouvait, en outre, des douleurs hypogastriques rayonnant dans la région ovarique gauche, augmentant
par la marche et surtout par le mouvement de la voiture. Il y
avait de l'inappétence, de la constipation, de l'insomnie, un
peu de céphalagie et de l'agitation nocturne. Ses règles étaient

assez régulières, mais moins abondantes qu'avant le mariage.
Le coït, qui avait été très-douloureux depuis le premier jour
de son mariage, était devenu insupportable depuis un an, non-
seulement par suite du supplice auquel elle était soumise, mais
aussi par l'ébranlement nerveux qui en était la suite et qui per-
sistait, comme la douleur locale, pendant plusieurs jours.

Une de nos célébrités chirurgicales de Paris, qui fut con-
sultée, ayant pratiqué trois ou quatre cautérisations avec le
nitrate acide de mercure sans lui avoir procuré aucun soulagement, Madame .... se mit entre les mains d'un autre praticien
qui conseilla l'usage de bains généraux, d'injections émollientes,
des pilules de fer et d'extrait mou de quina, d'un régime analeptique. Ce traitement n'ayant apporté dans sa position aucun
changement appréciable, elle se décida à revenir à Metz au
mois de mai 1852.

Appelé alors par la famille à lui donner nos soins, nous
fûmes frappé de la pâleur et de l'altération des traits de cette
jeune femme, que nous avions connue avant son mariage. En
pratiquant le toucher nous trouvâmes le vagin très-chaud, douloureux, le col un peu plus volumineux que dans l'état normal,
résistant sans être induré. L'introduction d'un petit spéculum
à deux valves fut très-difficile et très-douloureuse et permit de
juger de l'état des organes malades : toute la membrane muqueuse vulvo-utérine était uniformément rouge et vivement
congestionnée; le col, un peu engorgé, était d'un rouge vif,
mais moins prononcé que le vagin, un peu rénittent mais indolent, et présentait sur sa lèvre postérieure une érosion superficielle, du diamètre d'une lentille, d'un rouge vif et couverte de muco-pus sanguinolent; l'orifice du col était d'ailleurs
fermé.

La malade, soumise à un régime analeptique, garda d'abord
un repos absolu, fit usage plusieurs fois par jour des injections

5

froides avec une décoction de graine de lin ; prit tous les deux jours un bain émollient à 25°(th. de R.), des lavements froids tous les matins , et de temps en temps un purgatif doux.

Sous l'influence de ce traitement, continué pendant six semaines, les symptômes de l'inflammation locale étant dissipés , il nous fut permis de recourir aux caustiques. Tous les sept ou huit jours l'ulcération fut touchée légèrement avec la potasse de Vienne solidifiée, qui procura en moins de deux mois une cicatrisation complète. Un voyage aux bains de mer, où elle se rendit immédiatement après son traitement, compléta sa guérison, qui ne s'est pas démentie depuis.

Cette observation nous offre un exemple remarquable d'inflammation du canal vultro-utérin suivie d'ulcération déterminée par une cause locale , le coït. Si la cautérisation prématurée de la lésion utérine n'a pas eu de succès, on doit l'attribuer à l'état inflammatoire des organes utérins qui contr'indiquait l'application des caustiques. Aussi, avons nous cru devoir de prime abord combattre l'inflammation locale par un traitement approprié. Quand nous avons été maîtres de la vaginité , dont l'érosion du col n'était que la conséquence, celle-ci a cédé rapidement à l'emploi du caustique.

IIe OBSERVATION.

Ulcération du col utérin avec dysnemorrhée et hystérie,
chez une jeune fille de vingt ans.

En 1840 , nous fûmes consulté par Mme .... pour sa femme de chambre, jeune fille de 20 ans, qui avait été élevée chez elle. D'une santé robuste, et d'un tempérament sanguin pro-

noncé, cette fille avait été réglée à 13 ans ; mais à chaque
époque menstruelle, elle était sujette depuis 3 ans, à la suite
d'un voyage en Suisse, à des douleurs très-vives accompagnées
de convulsions hystériques, qui persistaient pendant toute la
durée de la menstruation, devenue d'ailleurs depuis cette
époque, plus difficile et moins abondante

En interrogeant la malade nous apprimes en outre, qu'elle
ressentait des douleurs vives dans l'hypogastre et dans les
régions lombaire et ovariques, qui augmentaient dans la progression au point de ne pouvoir faire son service auprès de sa
maîtresse ; qu'il lui était arrivé plusieurs fois de tomber en
syncope en restant debout ; qu'elle était sujette à des fleurs
blanches augmentant avant et surtout après ses règles. Sa
santé générale commençait d'ailleurs à s'altérer, il y avait de
l'inappétence, de la constipation, des digestions laborieuses,
souvent des nausées, de la céphalalgie, des bouffées de chaleur à la face, une insomnie opiniâtre.

Le toucher pratiqué par une sage-femme n'ayant pu nous
éclairer sur la cause de ces désordres, la malade consentit à se
soumettre à un examen direct au moyen du spéculum. L'introduction de cette instrument fût très-difficile et douloureuse ;
mais avec la précaution que nous avons de faire préalablement
une injection d'huile tiède dans le vagin, nous arrivâmes au
col. Celui-ci avait conservé sa densité, sa forme et son insen-
sibilité, mais il était injecté et un peu plus volumineux ; il
présentait sur un des points de la circonférence de son orifice une
ulcération superficielle du diamètre d'une pièce d'un franc,
qui pénétrait dans sa cavité ; l'orifice était entr'ouvert et livrait
passage à une sécrétion sanguino-purulente épaisse et abondante. Le vagin était uniformément rouge, très-douloureux et
couvert d'une exsudation puriforme.

Nous conseillâmes une application de 12 ventouses scarifiées, sur la région sacro-lombaire, des bains frais avec une décoction de semences de lin, des injections et des lavements froids de même nature, des frictions abdominales avec une pommade belladonée et camphrée; un régime alimentaire doux, du repos, et l'usage de boissons délayantes.

Sous l'influence de ce traitement qui fut continué pendant deux mois et demie, sauf que deux applications de sangsues aux régions inguinales furent substitués, à quinze jours d'intervalle chacune, aux ventouses, les douleurs locales et sympathiques diminuèrent progressivement; l'appétit et le sommeil se rétablirent un peu plus lentement; enfin, la progression n'étant plus douloureuse, il fut permis à la malade d'accompagner sa maîtresse à la campagne où le traitement fut continué avec persévérance. Enfin, à son retour en ville, elle nous parut dans un état de rétablissement tel que nous la supposions guérie de son ulcération. Mais un nouvel examen nous prouva que nous étions dans l'erreur : en effet cette lésion existait quoiqu'elle eût moins d'étendue ; mais le catarrhe utérin avait sensiblement diminué ; la vaginite s'était aussi heureusement modifiée ; et quoique l'introduction du spéculum fut toujours fort pénible pour la malade, ce qu'il faut sûrement attribuer à l'étroitesse du canal vulvo-utérin, il nous fut facile d'apprécier les changements favorables que le traitement local avait apporté à la situation de la malade. Mais cet ordre de moyens ne pouvant seuls procurer la guérison de la lésion utérine, nous avons dû recourir à la cautérisation. Celle-ci fut pratiquée au moyen d'un pinceau de charpie imbibé de nitrate acide de mercure promené légèrement sur l'ulcération et dans la cavité du col légèrement entr'ouvert.

Cette cautérisation fut réitérée à sept ou huit jours d'intervalle pendant deux mois et amena la cicatrisation de l'ulcération. La dysménorrhée, seul phénomène qui eut persisté, à un plus faible degré, il est vrai, jusqu'au moment où nous avions commencé l'emploi du caustique, n'a plus reparu, et, cette jeune fille n'a éprouvé depuis aucun ressentiment de sa maladie.

Cette observation à cela de remarquable que sous l'influence de la dysménorrhée, l'élément inflammatoire s'est étendu du col de la matrice, siége primitif de la maladie, à tout le système utérin et a développé les phénomènes sympathiques que nous avons signalés et qui, dans la généralité des cas, sont beaucoup moins saillants. Le tempérament éminemment sanguin de la malade, sa jeunesse, la force de sa constitution et aussi, sans doute, le genre de vie qu'elle menait dans sa condition de femme de chambre, ont dû contribuer à exagérer les symptômes inflammatoires. Toutes ces circonstances nous ont paru justifier les émissions sanguines que nous avons employées et qui ont eu pour effet de calmer les douleurs locales et sympathiques et de permettre l'emploi des caustiques. Nous avons attendu d'ailleurs d'avoir ramené l'ulcération à des conditions meilleures avant de cautériser la lésion du col ; et cette conduite que nous suivons toujours, en pareille circonstance, a été couronnée de succès.

III.ᵉ OBSERVATION.

Ulcération sub-inflammatoire du col utérin, ayant succédé à l'accouchement et à deux avortements, chez une femme de trente ans.

Dans le commencement de l'année 1839, nous fûmes consulté par la femme d'un officier supérieur d'un régiment en garnison à Metz, qui était malade depuis 5 ans.

M.ᵐᵉ . . . . , née dans un de nos départements du midi, était alors âgée de 30 ans. Elle avait commencé à être réglée à 12 ans, et avait joui d'une bonne santé jusqu'à l'époque de son mariage, à l'âge de 22 ans. Devenue immédiatement enceinte,

elle accoucha à terme et heureusement ; mais ne voulant pas
se séparer de son mari, dont le régiment venait de recevoir
l'ordre de partir pour l'Algérie, elle se mit en route le vingtième
jour de ses couches, et fit très-péniblement le voyage de Bordeaux à Marseille. La traversée de Marseille à Oran, et le
voyage dans une mauvaise voiture de cette ville à Mostaganem
lui furent très-pénibles et donnèrent lieu à une série d'accidents sur la nature desquels nous ne sommes pas parfaitement
renseignés, mais qui exigèrent, outre plusieurs émissions sanguines, un repos au lit de près de deux mois. Il paraît que
son rétablissement fut lent et imparfait, et que depuis cette
époque elle a toujours plus ou moins souffert du ventre. Cependant, deux ans après cette couche, nouvelle grossesse,
mais si laborieuse que son état lui permet à peine de marcher
quelques heures chaque jour, suivie de fausse couche survenue
à trois mois, par suite d'une émotion violente, et qui fut accompagnée d'une hémorrhagie considérable. Après son rétablissement, qui exigea plusieurs mois, les médecins d'Oran
ayant reconnu la nécessité de son retour en France, elle se
rendit dans sa famille, aux environs de Tarbes, où elle finit
par recouvrer, en partie, ses forces et son embonpoint. Ayant
été rejoindre son mari à Alger l'année suivante, nouvel avortement à deux mois de grossesse, sans cause appréciable. Depuis ce moment, elle ne s'est plus rétablie ; elle est restée
maigre, décolorée, se plaignant d'anoréxie, de digestions laborieuses, de constipation, d'insomnie, de faiblesse, etc.
L'écoulement leucorrhéique, qui existe depuis sa première
couche, est très-abondant, jaunâtre ou rougeâtre, et accompagné de douleurs profondes dans l'hypogastre et dans les régions lombaire et ovariques ; le ventre est saillant et douloureux ; les règles n'ont plus paru depuis 3 ans, au moins d'une
manière régulière. Examiné au spéculum, le vagin, généralement injecté, d'une couleur lie de vin, sécrète un mucus purulent très-abondant ; le col, descendu dans le vagin, est volumineux, induré, hypertrophié, injecté comme le vagin, et
entr'ouvert de manière à permettre l'introduction de l'extrémité

du doigt ; il est le siége d'une ulcération ayant le diamètre
d'une pièce de 2 francs. Cet ulcère, d'un rouge violacé, est
couvert d'une exsudation puriforme jaunâtre, mêlée d'un peu
de sang. L'orifice du col livre passage à une suppuration abondante épaisse, de même nature. — *Injections vaginales
émollientes deux fois par jour ; bains tièdes avec addition
de 500 grammes d'amidon tous les deux jours ; cataplasmes
sur l'abdomen, lavements émollients et laxatifs ; boissons
délayantes ; régime rafraîchissant et modéré ; repos dans la
position horizontale.* — Amélioration après 15 jours de ce
traitement, qui se manifeste par la diminution de la leucorrhée,
des douleurs abdominales et le retour de l'appétit. — *Injections
avec la décoction de feuilles de noyer animée avec le sulfate
d'alumine ; infusion de rhubarbe tous les matins à jeûn ; tisane
de gentiane ; lavements froids ; frictions belladonées sur l'abdomen, régime analeptique et vin de Bordeaux.* — Progression lente dans l'état général et local ; cessation des douleurs
sympathiques. — Dès lors : *Cautérisations légères tous les huit
jours avec le caustique de Filhos ; injections aluminées ; bains
à 25° (R.), avec addition de 3 kilogr. de sel marin ; continuation des amers ; quinquina ; régime substantiel.*

Après cinq mois de ce traitement local et général, la situation de la malade était très-satisfaisante, ses forces étaient sensiblement rétablies, son teint avait repris un peu de couleur et
son embonpoint était revenu en partie. L'affection locale était
d'ailleurs guérie ; la leucorrhée était tarie, l'ulcération cicatrisée, et les organes utérins rétablis dans leur état normal.

Quant à la menstruation, qui était irrégulière et insuffisante
depuis si longtemps, elle n'a reparu périodiquement et dans de
bonnes conditions que plus de six mois après, au retour de la
malade des eaux thermales de Plombières où elle a passé deux
saisons.

Cette observation, que nous avons cru devoir rapporter

avec détail, offre un exemple de phlegmasie du col utérin ayant succédé à l'accouchement qui, après s'être prolongée, a déterminé plusieurs avortements et a eu pour résultat final la production d'une ulcération. Ce doit être là surement la marche progressive qu'à dû suivre la lésion pathologique. En effet, il faut reconnaitre que les accidents qui ont éclaté soit après l'accouchement, soit après la première fausse couche, étaient une manifestation de l'état inflammatoire du col, et que s'ils avaient dépendu d'une ulcération de cet organe, ils n'auraient pas cédé au repos seul et au traitement qui a été employés. Nous croyons donc que l'état sub-inflammatoire qui a persisté après le retour de cette jeune femme dans sa famille, et qui n'a pas mis obstacle à son rétablissement presque complet, a suffi néanmoins pour provoquer le second avortement qui a été à son tour le point de départ de l'altération profonde de la santé, des douleurs locales et générales et finalement la cause principale de l'ulcération du col utérin.

Traitement.

Les moyens applicables au traitement spécial des ulcérations de nature inflammatoire diffèrent selon que ces lésions sont récentes ou chroniques, suivant l'âge, le tempérament, et le degré d'altération subie par la constitution des malades.

Le traitement antiphlogistique, généralement approprié aux affections inflammatoires ne convient que dans de rares exceptions dans les lésions utérines.

La plupart des praticiens repoussent les *saignées locales* du traitement des ulcérations du col; *Lisfranc, Boivin* et *Dugès* sont d'accord pour reconnaître que les sangsues appliquées directement sur le col augmentent presque toujours la fluxion sanguine, et qu'elles amènent quelquefois une hémorrhagie difficile à arrêter. « L'application des sangsues à la vulve, dit « M. *Chomel,* ne convient que dans le cas où la femme est « jeune, et où les règles étant supprimées ou diminuées, il y

« a indication de rétablir cette évacuation ou de suppléer à
« son insuffisance...... Quant à l'application des sangsues sur
« le museau de tanche lui-même, c'est un procédé dont l'em-
« ploi est aussi long et difficile que désagréable et fatigant
« pour la malade, dont les avantages sont très-douteux et qui
« n'est pas toujours sans inconvénient. » (*Dictionnaire de
Médecine*).

Lorsque nous reconnaissons qu'il y a indication de faire
une saignée locale, chez une femme jeune, sanguine ; qu'il
existe des symptômes inflammatoires bien marqués ou un
engorgement sanguin susceptible d'être combattu par une émission sanguine ; ou bien que dans des conditions aussi favorables, il existe un état fluxionnaire de l'utérus avec aménorrhée ou dysménorrhée, nous donnons la préférence aux sangsues appliquées soit sur la région hypogastrique, les lombes,
les régions inguinales ou l'anus suivant les indications.

Malgré l'autorité de M. *Duparcque*, nous n'avons recours
que dans de très-rares exceptions aux *saignées générales*, les
réservant pour les cas où il y a complication d'engorgement
utérin considérable de nature inflammatoire, et que celui-ci
est lié à un état plétorique évident. *Lisfranc*, dans ce cas
préconisait les saignées *dérivatives* ou *révulsives* qu'il em-
ployait après la période menstruelle pour diminuer la congestion utérine. En résumé, nous croyons que les circonstances
dans lesquelles il est nécessaire de recourir aux saignées générales, dans le traitement des ulcérations du col utérin, sont
très-rares et limitées aux cas que nous avons spécifiés.

Les *bains tièdes* dans la forme inflammatoire nous paraissent
devoir être préférés aux *bains froids* qui ont pour effet d'ac-
tiver la circulation périphérique et par conséquent de réagir
sur l'état inflammatoire que l'on veut combattre. Les bains
tièdes, par leur propriété débilitante ne peuvent être employés

indifféremment chez tous les sujets ; il faut donc dans l'appli
cation de ce moyen tenir compte de l'état de leurs forces, de
la chronicité de leur maladie, et de leur âge. S'ils offrent
des ressources précieuses pour combattre les lésions accompagnées de douleurs vives, de réaction inflammatoire, d'éré-
thismes nerveux chez des malades jeunes, sanguines ou plé-
toriques, ils ne sauraient convenir à celles qui se trouvent
dans des conditions toutes opposées.

Les *bains de siége* chauds sont repoussés avec raison du
traitement des lésions utérines par tous les praticiens ; on leur
a reconnu généralement l'inconvénient de congestionner le
système utérin : nous leur substituons avec avantage, dans la
forme qui nous occupe, les *bains de siége à eau courante
froide.*

Nous répéterons pour les *injections*, ce que nous venons de
dire des bains ; leurs effets étant les mêmes, il importe de se
conformer aux mêmes règles dans leur application. D'ailleurs
après avoir calmé l'irritation des surfaces enflammées, nous
substituons aux injections émollientes les irrigations avec de
légers astringents, avant d'en venir à l'usage des caustiques ,
auxquels nous n'avons recours généralement qu'à la fin du
traitement, pour compléter la cure.

Parmi les *caustiques*, nous donnons la préférence, ainsi
que nous l'avons dit, au nitrate acide de mercure pur ou
étendu, ou bien à la potasse de Vienne solidifiée qui, dans la
généralité des cas suffisent pour amener la cicatrisation.

Nous avons aussi obtenu de bons résultats de l'administration
des *laxatifs* ou de légers *purgatifs salins* que nous donnons
à titre de moyens révulsifs, associés à une médication dé-
layante. Nous terminons par quelques amers et un régime substantiel, parce que l'expérience nous a appris, que même dans

la forme inflammatoire la plus franche, la prolongation des lésions utérines porte atteinte aux constitutions les plus robustes, et que lorsque les phénomèmes inflammatoires sont calmés, il y a quelqu'avantage à substituer une médication tonique aux émollients.

CHAPITRE DEUXIÈME.

1.re Forme. — *Lymphatique et scrophuleuse.*

Les ulcères du col utérin dont la manifestation est liée à la diathèse lymphatique sont les plus communs. Le tempérament lymphatique est considéré avec raison par la plupart des auteurs comme une des causes prédisposantes les plus constantes de cette maladie. Ce fait est facile à vérifier. En ce qui nous concerne, sur 120 malades que nous avons traité de cette lésion, plus de 80 offraient cette prédominence constitutionnelle portée au plus haut degré. Cette prédisposition étant acquise au tempérament lymphatique, il ne sera pas difficile d'admettre qu'il offre plus de prise à l'action de toutes les causes qui ont pour effet d'affaiblir la constitution générale ou d'altérer la composition du sang.

Causes prédisposantes générales.

Quoique nous ayons parlé, à l'occasion des diathèses, des causes générales de production des ulcérations, nous devons les rappeler par une énumération sommaire; ce sont : *l'habitation des lieux bas et humides, le défaut de mouvement, une nourriture insuffisante ou de mauvaise qualité, les passions tristes, les chagrins, la misère.* Dans un autre ordre *la vie d u*

*grand monde, les veilles prolongées, une vie molle et inoccu-
pée, la fréquentation des grandes réunions* où l'on respire un
air trop raréfié, tels que *les cercles, les spectacles,* etc., nous
paraissent susceptibles d'exagérer l'état lymphatique et scrofuleux et de favoriser par conséquent l'action des causes de toutes
les lésions de l'utérus.

Causes locales. Indépendamment de toutes les causes locales que nous avons
déjà passées en revue, il en est d'autres qui, sous l'influence
du tempérament et de l'état diathésique, concourent puissam-
ment à la manifestation de l'ulcération du col.

Il existe en effet une classe de femmes chez lesquelles nous
avons de fréquentes occasions d'observer cette maladie. Ce sont
celles dont la profession les oblige à rester plus longtemps debout, telles que les filles et les femmes de magasin, les repas-
seuses, les ouvrières qui sont employées dans certaines fabri-
ques à des travaux qui exigent soit la station permanente, soit
la tension des extrémités supérieures; celles qui par état sont
exposées à des chocs ou à une pression permanente sur l'abdomen; les femmes qui ont l'habitude de monter à cheval, de
se serrer outre mesure dans leur corset. Enfin l'usage immodéré de la valse ou des danses analogues ont aussi pour effet
de fatiguer les organes abdominaux et de disposer l'utérus aux
ulcérations.

Toutes ces différentes circonstances deviennent des causes
déterminantes des ulcérations par leur tendance à aggraver l'influence des causes générales ou constitutionnelles.

Lorsque la scrofule se trouve associée à l'effet des autres
causes de production, elle imprime aux symptômes un cachet
particulier, et à la maladie elle-même un caractère beaucoup
plus grave.

Les ulcérations lymphatiques et scrofuleuses présentent dans leur manifestation extérieure quelques dissemblances caractéristiques.

Caractères différentiels.

Au début elles peuvent affecter la même forme et un aspect semblable à la précédente ; mais en général , même lorsqu'elle est bornée, la *forme lymphatique* présente une surface grisâtre, de mauvais aspect, qui dépasse le niveau des parties voisines, tantôt plate, exubérante, d'autres fois offrant des bourgeons charnus, mous, fongueux, saignants, dont les bords sont épais, ramollis, ou indurés. L'ulcération, au lieu de rester stationnaire s'étend, gagne en profondeur, et fournit une matière puriforme abondante , exhalant souvent une odeur infecte *sui generis* et différant pourtant de celle qui est fournie par les ulcères cancéreux.

La *forme scrofuleuse* offre dans son aspect extérieur des différences notables suivant qu'elle succède au catarrhe utérin ou qu'elle est la suite de granulations qui se sont ulcérées.

Dans le premier cas , après avoir suivi dans son développement les évolutions que nous avons fait connaitre précédemment et s'être étendu progressivement de la cavité du col à son orifice , et de celui-ci à la surface externe de cet organe , elle se présente avec des caractères qui ne diffèrent pas sensiblement de ceux que nous avons assignés à la forme lymphatique.

Dans le second cas , lorsque l'ulcère scrofuleux résulte de la fonte des granulations du col utérin , son développement se produit par des phénomènes différents. Ces petits organes sécréteurs se développent, s'hypertrophient sous l'influence de la diathèse scrofuleuse ; ils se ramollissent, et au centre il se creuse une petite ouverture par laquelle on fait sortir, au moyen de pressions exercées par le spéculum , une matière purulente plus ou moins épaisse. Ces ouvertures fistuleuses s'élargissent peu à peu et finissent par se constituer en ulcérations plus ou moins profondes, dont le fond est un peu grisâtre et les bords plus ou moins épais et indurés. Ces tubercules ulcérés finissent par se réunir, avec le temps, en une ou deux vastes ulcérations envahissant le col et sa cavité. La suppuration en est généralement très-abondante, plus ou moins épaisse, puriforme, jaune, quelquefois verdâtre, et d'une odeur désagréable.

Dans les ulcères lymphatiques et scrofuleux il y a presque constamment complication de catarrhe utérin et d'hypertrophie du col, qui est souvent comme boursouflé. L'orifice externe est toujours aussi plus ou moins entr'ouvert.

Symptômes locaux. Les lésions du col utérin qui reconnaissent pour cause une diathèse lymphatique ou scrofuleuse sont la source de nombreux phénomènes locaux et sympathiques, et d'une perturbation générale de la plupart des fonctions de l'économie.

Si dans la plupart des cas la *douleur* locale est assez rare par l'absence des phénomènes inflammatoires, celle qui rayonne sympathiquement dans les régions lombo-sacrée, hypogastrique et ovariques est à peu près constante. Celle-ci est surtout particulièrement ressentie par le plus grand nombre des malades. En outre, elles accusent aussi quelquefois des douleurs dans les aines, dans les cuisses, à la vessie, dans le rectum, qui tiennent sûrement à la pression exercée par l'utérus sur l'origine des nerfs sacrés, tandis que les douleurs lombo-sacré et ovariques paraissent avoir leur siége dans le nerf grand sympathique. Le caractère sourd et pénible en est un des traits caractéristiques. Les douleurs que certaines femmes éprouvent dans les régions sternale, thoracique ou précordiale leur persuadent qu'elles sont atteintes d'affections du poumon ou du cœur; mais elles ne sont qu'une expansion des douleurs gastriques transmises par le grand sympathique, et ne sont d'ailleurs jamais permanentes.

La *suppuration*, avons-nous dit, est toujours plus ou moins abondante. En effet, ces ulcérations fournissent une sécrétion purulente épaisse, de couleur variable, tantôt blanche, d'autres fois jaune ou verdâtre, et d'une odeur désagréable. Il y a dans la plupart des cas complication de catarrhe utérin et souvent aussi de vaginite, ce qui explique l'abondance de la suppuration.

Ces lésions apportent un trouble plus ou moins profond à l'accomplissement des fonctions de l'utérus. Ces troubles fonctionnels se rapportent surtout à la *menstruation*, qui est alors presque toujours modifiée d'une manière fâcheuse. En général elle devient douloureuse, plus rare ou plus abondante qu'à l'état normal, irrégulière dans sa périodicité et dans sa durée.

L'état diathésique exerce particulièrement son influence sur les fonctions digestives et la nutrition, quoique toutes les autres y participent plus ou moins.

Chez quelques femmes ce trouble fonctionnel se borne à des digestions laborieuses, avec perte d'appétit, douleur épigastrique, flatuosités et constipation opiniâtre.

Mais généralement la perturbation des fonctions digestives est beaucoup plus grande. Les femmes, outre des phénomènes gastralgiques variés, éprouvent souvent des nausées suivies de renvois acides ou d'aliments à demi digérés. L'ingestion des aliments est suivie d'une sensation de poids et d'oppression à l'estomac et à la poitrine. La région épigastrique est le siége d'une douleur sourde, pénible, anxieuse. La langue, souvent sèche, est couverte d'un enduit blanchâtre ou jaunâtre. L'abdomen est plus ou moins développé par des gaz, et la constipation est constante.

Par suite des digestions imparfaites la sécrétion urinaire est

aussi presque toujours altérée. L'urine dépose un sédiment abondant composé d'urate d'ammoniaque et qui se remarque surtout
après le travail de la digestion. Cette modification de l'urine
est d'autant plus constante que les fonctions digestives et nutritives sont plus profondément troublées.

Les fonctions du foie participent souvent à l'état de perturbation du système digestif: alors la sécrétion biliaire peut être
surabondante ou bien supprimée. Mais ce n'est généralement
qu'un épiphénomène qui se dissipe bientôt.

Les troubles des fonctions digestives et surtout l'état imparfait des digestions, a pour effet constant d'amener la pâleur de
la face, l'amaigrissement progressif et une faiblesse générale,
conséquence de l'altération de la nutrition. En même temps le
sommeil est difficile, peu réparateur et troublé par des révas-
series et de l'agitation ; il y a en même temps de la céphalalgie
temporale ou sus-orbitaire.

Le trouble du système nerveux n'est pas toujours borné à ces
manifestations névralgiques ; dans quelques circonstances les
femmes atteintes d'ulcères chroniques de forme diathésique,
tombent dans un état de langueur et de découragement extrêmes, qui se produit particulièrement pendant la période menstruelle. On a même remarqué quelquefois un affaiblissement
notable dans les sens de la vue et de l'ouïe, qui se dissipe
d'ailleurs à mesure que la lésion utérine se modifie sous l'impression d'un traitement rationnel.

Marche.   *La marche* des ulcérations lymphatiques et scrophuleuses
est frappée au coin de la lenteur : elles peuvent exister pendant
plusieurs années sans éveiller un grand nombre de phénomènes
symphatiques, et, souvent leur existence ne se révèle que par
le trouble profond et l'altération qu'elles finissent par imprimer
à la constitution et à la santé des malades.

Ces lésions ne sont jamais susceptibles de guérir spontané- Terminaison.
ment ; abandonnées à elles-mêmes elles minent la constitution
des malades, et les réduisent à un état cachectique qui les expose
à succomber dans l'épuisement et la fièvre lente, si leur organisation n'est pas robuste.

Quoique généralement ces affections ne soient guère susceptibles de se terminer d'une manière aussi funeste, elles peuvent
être l'occasion ou le point de départ de complications pouvant
amener une mort prématurée.

Lorsqu'elles sont traitées convenablement, elles se terminent
dans la plus grande généralité des cas d'une manière favorable,
et l'on voit alors se dissiper progressivement les symptômes les
plus alarmants.

Les observations suivantes sont destinées à mettre en relief
les caractères les plus saillants des formes lymphatique et scrophuleuse.

IV.ᵉ OBSERVATION.

*Ulcération utérine de forme lymphatique, avec hypertrophie du
col et catarrhe utéro-vaginal chronique, chez une femme
de trente-quatre ans.*

M.ᵐᵉ ....., âgée de 34 ans. — Tempérament lymphatique
très-prononcé ; peau blanche, cheveux blonds ; grêle, allongée,
délicate. Mariée depuis 8 ans ; 2 enfants et une fausse couche.
Leucorrhée existant depuis la puberté, arrivée à 17 ans. Trou·
bles fonctionnels de la menstruation, qui est irrégulière, tantôt
insuffisante, tantôt métrorrhagique. Perturbation des voies di-

gestives ayant débuté, 2 ans auparavant, après la fausse couche. Amaigrissement progressif depuis la même époque ; pâleur de la face, faiblesse extrême qui ne permet pas la moindre course ; douleurs en voiture ressenties particulièrement dans les régions ovariques et lombaire. Urines rares ; œdème des extrémités inférieures ; constipation habituelle.

Examen au moyen du spéculum, qui révèle les lésions suivantes : utérus mobile mais abaissé ; col volumineux, mou, comme spongieux, indolent, de couleur normale ; ulcère fongueux, sanguinolent, occupant toute la cavité du col et son orifice externe et s'épanouissant sur sa lèvre postérieure ; leucorrhée mucoso-sanguinolente abondante ; canal vulvo-utérin comme macéré par un écoulement lactescent très-copieux. — *Injections avec l'eau alumineuse ; tisane de quassia amara ; 30 centigrammes d'iodure de potassium tous les jours dans cette tisane ; 4 pilules d'iodure ferreux de Blanquard, régime analeptique, vin de Bordeaux.* — Diminution progressive de la sécrétion morbide, amélioration dans l'état général qui devient sensible au bout de six semaines. Continuation du même traitement pendant un mois encore, sauf la substitution de la décoction de ratanhia avec addition de tannin aux injections aluminées. Après l'emploi de ces divers moyens, modification avantageuse dans l'aspect de l'ulcère, diminution de la sécrétion purulente, augmentation des forces de la malade. — *Cautérisation tous les 8 jours avec la pâte solidifiée de Vienne, remplacée après la dix-huitième application par la solution caustique de nitrate d'argent ; continuation des médicaments généraux, emploi des préparations de quina.* — Cicatrisation complète de l'ulcère au cinquième mois ; au sixième le catarrhe utéro-vaginal était presque tari et la malade avait repris, avec un peu d'embonpoint, ses couleurs et ses forces. Vingt bains alcalins artificiels et un mois de séjour à la campagne ont consolidé sa guérison et complété son rétablissement.

V.ᵉ OBSERVATION.

*Ulcère scrophuleux du col avec catarrhe utérin, compliqué
d'antéversion et de prolapsus de la matrice.*

Madame .... agée de 30 ans, portant de nombreux stig-
mates d'une affection scrophuleuse, qu'elle avait eue dans son
enfance, était mariée depuis 10 ans et avait eu deux enfants
qui comme leur mère, présentaient tous les attributs de la
scrophule. Elle avait été réglée à 15 ans ; et, depuis cette
époque, sauf un leucorrhée qui lui était habituelle, elle n'avait
plus éprouvé aucun accident de cette affection. Cette femme
était d'ailleurs d'une haute stature, robuste, avec toutes les
apparences d'une bonne santé.

Deux ans avant l'époque où nous avons été appelé à lui
donner nos soins, elle avait consulté un médecin pour des
douleurs permanentes qu'elle éprouvait dans la région lombaire
et qui s'aggravaient par le moindre exercice. Comme cette
dame n'éprouvait d'ailleurs nul autre dérangement dans sa
santé que sa leucorrhée, elle n'avait apporté aucun changement dans sa manière de vivre, vaquant à ses affaires de ménage
et sortant lorsque ses douleurs lombaires le lui permettaient.
Ce médecin lui conseille un liniment camphré employé en fric-
tion sur les lombes et l'usage quotidien des bains de siége.
Elle fut tenue pendant plus d'un an à ce traitement qui ne varia
jamais, sauf des modifications apportées à la composition du
liniment. Mais au lieu de lui apporter du soulagement, il eut
pour effet d'augmenter la difficulté à marcher ; les douleurs qui
étaient bornées *aux reins* se firent sentir dans les régions hypogastrique et ovariques ; la leucorrhée au lieu de diminuer ,

devint plus copieuse et changea de couleur, et de lactescente elle devint épaisse blanche et odorante. La menstruation qui avait été très-régulière jusqu'au moment où elle avait commencé l'usage des bains, devint plus copieuse; les époques furent beaucoup plus rapprochées. Ses fonctions digestives, commencèrent à se déranger; et l'ensemble de l'économie parut s'altérer notablement.

Dans cette situation, Madame ...., consulta au mois de septembre 1848 M. le Docteur Cazalas. Celui-ci, après s'être assuré au moyen du spéculum de l'existence d'une ulcération au col utérin fit cesser l'usage des bains de siége, dont la malade avait, disait-elle, pris près de 300, et cautérisa avec le nitrate d'argent fondu. Ces cautérisations furent continuées environ deux mois sans amener un grand changement dans l'état de la malade. M. Cazalas ayant quitté Metz au mois de décembre 1848, nous fûmes alors appelé à lui donner nos soins.

Voici qu'elle était sa situation : La santé générale n'était pas sensiblement altérée ; cependant le défaut d'exercice, par suite de l'impossibilité de sortir hors de son appartement et les douleurs vives qu'elle éprouvait dans la progression, lui avaient fait perdre l'appétit. Elle se plaignait aussi de la longueur des digestions et d'une constipation opiniâtre qui lui était habituelle depuis plusieurs années. Le toucher nous fit reconnaître un prolapsus considérable de l'utérus, avec une forte inclinaison en avant ; le col refoulé en arrière dans la concavité du sacrum était volumineux et entr'ouvert de manière à permettre l'introduction de l'extrémité de l'index. D'ailleurs cet examen n'avait provoqué aucune douleur. L'exploration par le spéculum présenta des difficultés par suite de l'antéversion ; cependant après avoir ramené le col en avant nous parvînmes à l'engager dans le spéculum, ce qui nous permit de constater l'existence d'une large ulcération envahissant toute la lèvre postérieure de cet organe et s'étendant jusqu'à son orifice externe. Cet ulcère, du diamètre d'une pièce de 5 francs était fongueux, saignant et boursoufflé sur son bords; le col mou, d'un volume double, était d'un rouge lie de vin; son orifice, largement entr'ouvert donnait issue à un pus blanc, consistant, exhalant une odeur très-désagréable. — *Boissons amères; purgatifs salins réitérés, injections astringentes; cautérisation avec le nitrate acide de mercure, toutes les semaines; régime léger, analeptique.* — Ce traitement continué pendant deux mois sans apporter de changement notable dans la situation de la malade, nous proposâmes une consultation qui eut lieu quelques jours après (février 1849) avec M. le Docteur *Félix Maréchal*. Le traitement suivant fut décidé dans cette consultatiton : — *Application d'un large cautère à la cuisse; substitution des antiscorbutiques aux amers pour boisson; sirop d'iodure de fer; injection aluminées; insufflation d'alun et de sucre en poudre sur la surface ulcérée, continuation des cautérisations avec le nitrate acide, réitérées tous les cinq ou six jours.* — Amélioration progressive sous l'influence de ce traitement qui fut continué depuis la mi-février jusqu'à la fin du mois de mai 1849.

La cicatrisation de l'ulcération n'a été obtenue qu'après cinq mois et demi de traitement et 40 cautérisations par le nitrate acide. A cette époque (30 mai) quoique guérie de sa lésion utérine, elle se plaignait encore de la difficulté de marcher sur le pavé et des douleurs lombaires que provoquait la moindre course en ville. Nous lui conseillâmes alors de porter une ceinture hypogastrique de Charrière, qui remédia au moins en partie à ce double inconvénient. Néanmoins ce ne fut qu'après deux saisons aux eaux thermales de Plombières où elle prit 40 bains et 20 douches sur la région lombo-sacrée qu'elle alla de mieux en mieux. Cette dame s'est complètement rétablie, mais elle ne peut se passer de sa ceinture hypogastrique.

Ces observations nous offrent deux exemples d'ulcération

utérine offrant une certaine analogie par la forme extérieure de la lésion, mais différant essentiellement l'une de l'autre, autant par la nature des causes de production que par les difficultés et la longueur du traitement. Dans la première observation nous avons vu une malade éminemment lymphatique, grêle, délicate, moins saine; tandis que dans la seconde, nous avons eu affaire à une femme robuste, n'ayant jamais été malade depuis l'âge de la puberté, mais dont la scrophule avait dû contribuer à développer et entretenir la lésion utérine. Aussi le sujet de la première observation, quoique se trouvant dans des conditions moins favorables en apparence, s'est elle guérie plus facilement que le sujet de la seconde que son état diathésique a rendu si longtemps réfractaire à tous les moyens de traitement.

VIe OBSERVATION.

Ulcérations scrophuleuses du col utérin et de sa cavité, compliquées de leucorrhée chronique, chez une femme dont la mère avait succombé à un cancer du sein.

Madame..... agée de 35 ans. Tempérament lymphatique au plus haut degré; scrophuleuse. Fille d'une mère ayant succombé à un cancer du sein; délicate; très-impressionnable. A été réglée à 16 ans; mais la menstruation a été de tout temps très-irrégulière. Mariée à 24 ans, elle a eu deux enfants qui présentent les mêmes tendances constitutionnelles.

Depuis 5 ou 6 ans Madame..... a une santé déplorable : susceptibilité extrême des voies digestives; diarrhée à l'occasion de la moindre impression du froid, ou du plus petit écart de régime ; état gastralgique permanent ; menstruation tantôt insuffisante, tantôt excessive ; leucorrhée de mauvaise nature, habituelle et excessive ; douleurs lombo-sacrée et hypogastrique depuis une époque indéterminée ; progression difficile et douloureuse ; insomnie opiniâtre ; rêves pénibles.

Quand nous fûmes appelé au mois de janvier 1849 par cette malade, nous savions qu'elle avait reçu pendant longtemps les soins d'autres confrères pour son affection utérine. Les traitements avaient consisté en bains de rivière, bains émollients, bains de siége, injections de guimauve, et en dernier lieu en un certain nombre de cautérisations avec le nitrate d'argent fondu.

24 Janvier 1849. — L'examen au spéculum nous révéla les lésions suivantes : col rétroversé, hypertrophié et ramolli, offrant une première ulcération à la circonférence de son orifice qui était légèrement entr'ouvert, et pénétrant dans sa cavité ; une seconde ulcération fongueuse et saignante comme la première et occupant une grande partie de la lèvre postérieure : ces deux ulcérations n'étaient séparées l'une de l'autre que par un sillon de quelques millimètres de largeur ; vagin, fortement congestionné, contenait une grande quantité de pus jaunâtre provenant de la cavité du col, des surfaces ulcérées et de la membrane muqueuse vaginale. — *Injections détersives avec une décoction de feuilles de noyer avec addition de sulfate d'alumine ; laxatifs doux ; tisane de gentiane ; sirop de quina ; régime analeptique ; repos dans la position horizontale.*

5 Février. — Etat général stationnaire ; diminution légère de la leucorrhée, sans changement dans l'aspect des ulcères. — *Même traitement interne ; injections aluminées ; insufflation de calomel sur les surfaces ulcérées.*

25 Février. — Amélioration de l'état général et local. —

Même traitement et cautérisation avec le nitrate acide de mercure.

10 Mars. — Pas de changement dans la situation de la malade ; persistance de la leucorrhée qui conserve d'ailleurs le même caractère. — *Deux jours après la cautérisation, injection dans la cavité du col utérin avec une décoction de feuilles de noyer légèrement aluminée.* — Cette injection est suivie de légères coliques utérines, de quelques nausées qui se dissipent trois ou quatre heures après, dans la soirée.

25 Mars. — La leucorrhée a diminué sensiblement depuis l'injection intra-utérine ; mais les ulcères conservent à peu de chose près leur aspect primitif. — *Nouvelle injection dans la cavité du col.* — Cette seconde injection qui avait été prolongée un peu plus longtemps que la précédente est suivie immédiatement de nausées, de vomissements bilieux, de coliques d'abord circonscrites à l'hypogastre mais qui s'étendent bientôt à tout l'abdomen, météorisme avec fièvre, etc. Pour combattre ces accidents : — *Bain général amidoné de deux heures, lavement laudanisé, embrocation d'huile de camomille camphrée sur le ventre, cataplasme, infusion de tilleul, potion morphinée.* — Le calme ne se rétablit que dans la nuit ; pendant deux jours il fallut suspendre tous les autres moyens de traitement, et se borner aux bains et aux topiques émollients sur l'abdomen.

1.er Avril. — La leucorrhée est presque tarie, les ulcères, sans avoir beaucoup perdu de leur étendue ont cependant un meilleur aspect. — Consultation avec M. le docteur F. Maréchal, avec lequel nous arrêtons un traitement composé : *d'injections avec la décoction de suie, de l'application d'un exutoire à la cuisse droite ; du sirop d'odiure de fer : d'ailleurs continuation des amers, du quina, et des cautérisations soit avec le nitrate acide, soit avec le fer rouge.*

15 Avril. — Etat à peu près stationnaire. — *Cautérisation des ulcérations avec un bouton de feu, continuation des autres moyens de traitement.*

L'application du cautère actuel a vivement impressionné la malade et a déterminé de vives douleurs, surtout dans les régions lombaire et ovariques ; mais à partir de ce moment Madame..... se trouve notablement mieux. L'écoulement leucorrhéïque est presque tari depuis la deuxième injection pratiquée dans la cavité du col ; la membrane muqueuse vaginale est moins rouge et ne sécrète plus qu'un mucus incolore peu abondant ; l'ulcération a un meilleur aspect et commence à se cicatriser à sa circonférence.

Depuis ce moment et grâce aux cautérisations avec le fer rouge, pratiquées tous les douze à quinze jours et secondées des modificateurs généraux, l'état de la malade va tous les jours en s'améliorant ; en même temps les douleurs sympathiques diminuent progressivement.

La cicatrisation des ulcérations suivit cette voie de progrès d'abord par celle de la lèvre supérieure et en finissant par celle de l'orifice du col et de sa cavité. Enfin, Madame..... fut en état de partir avec son mari au mois d'août, pour aller passer les vacances à la campagne, d'où elle revint complètement rétablie au mois d'octobre suivant.

Ce long traitement avait eu sept mois de durée, pendant lequel Mme ...., avait été cautérisée dix-huit fois avec le nitrate acide de mercure et cinq fois avec le fer rouge.

Le fait que nous venons de rapporter vient à l'appui de l'opinion, généralement adoptée aujourd'hui par la plupart des médecins, que les lésions du col utérin, qui n'ont pas primitivement le caractère cancéreux, ne sont pas susceptibles d'acquérir cette dégénérescence.

Le sujet de notre observation réunissait assurément toutes les conditions les plus favorables pour amener la dégénérescence cancéreuse : fille d'une mère ayant succombé à un cancer du sein ; lymphatique, scrofuleuse, délicate, impressionnable au plus haut degré, minée par une affection chronique, elle a pu porter impunément pendant plusieurs années une large ulcération utérine, sans éprouver d'autres accidents que ceux qui sont inhérents à cette lésion pathologique. Si sa maladie a été si longtemps réfractaire aux divers moyens de traitement qui ont été employés, on doit l'attribuer à l'état de détérioration constitutionnelle dans lequel elle était tombée et aussi à la chronicité de l'affection utérine.

On trouve encore dans ce fait la preuve de la supériorité de la cautérisation par le fer rouge sur les autres agents caustiques dans les cas graves où nous avons reconnu qu'ils devaient être employés de préférence.

En faisant connaître le résultat des deux injections intra-utérines que nous avons opposé à la leucorrhée, qui existait comme complication, nous n'avons rien dissimulé, parce qu'avant tout nous devions faire connaître la vérité. Sans prétendre nous autoriser du succès que nous a procuré cette pratique, dans cette circonstance, nous ajouterons que depuis ayant eu occasion de répéter l'injection de la cavité, dans un cas analogue, les accidents qui ont éclaté immédiatement nous ont fait renoncer désormais à cette médication.

Traitement.   Dans le traitement des ulcérations utérines, qu'elles soient liées à une prédominance lymphatique ou qu'elles soient entretenues par une diathèse scrofuleuse, la première indication consiste à modifier l'état général des malades, cause principale de la lésion, avant de recourir à la médication locale destinée à favoriser sa cicatrisation.

Ce traitement général consiste donc dans l'emploi méthodique et rationnel d'une médication modificatrice du tempérament lymphatique ou de la scrofule, dont nous avons fait connaitre les éléments. Ainsi les amers, les toniques, les antiscorbutiques, l'huile de foie de morue, les ferrugineux, les préparations iodées et iodo ferrées trouvent ici leur application. Ces moyens doivent nécessairement être secondés d'un bon régime alimentaire, dont la composition doit varier suivant la situation des malades et l'état de leurs organes digestifs.

L'observation rigoureuse des lois de l'hygiène doit concourir à l'efficacité du traitement utérin ; ainsi, un exercice modéré en plein air, lorsqu'il peut se concilier avec les rigueurs du traitement, l'action solaire venant en aide à la médication tonique, le séjour de la campagne, surtout dans la convalescence, lorsque les malades peuvent faire quelques promenades à pied ; des frictions sèches ou aromatiques sur tout le corps, etc., constituent des moyens extrêmement utiles qui relèvent les forces et peuvent contribuer au rétablissement.

Les bains d'eaux thermales naturelles de Plombières, de Wisbaden, les bains de mer, sont particulièrement indiqués dans la convalescence pour consolider la guérison de toutes les affections de l'utérus. Nous leur substituons quelquefois avantageusement les bains alcalins artificiels ou ceux dans lesquels nous faisons entrer du sel marin ou du sel de morue.

Le traitement général n'implique pas cependant l'exclusion de quelques moyens locaux susceptibles de préparer les organes utérins à l'application des agents caustiques. Ainsi, nous prescrivons simultanément des injections ou des irrigations soit sédatives, soit astringentes.

La cautérisation des surfaces ulcérées, avons-nous dit, est le complément du traitement général, et réussit d'autant mieux qu'on est parvenu à modifier les causes de production de l'affection utérine. Les agents caustiques, auxquels nous avons recours alors, varient suivant la chronicité ou la nature de la lésion. Lorsqu'elle est récente, qu'elle n'est pas très-étendue, ou qu'elle nous paraît de nature à pouvoir céder à un petit nombre de cautérisations, nous donnons généralement la préférence à la pâte de Vienne solidifiée ou au nitrate acide de mercure; lorsque l'affection résiste à ce mode de cautérisation, ou bien lorsqu'elle est ancienne, qu'elle a un mauvais aspect, si elle est compliquée d'hypertrophie considérable du col, nous avons recours alors au cautère actuel dont l'action plus énergique est ordinairement plus efficace.

2.e Forme. — *Chloro-anémique.*

La chloro anémie est un état caractérisé par un changement survenu dans toute l'habitude du corps, par la coloration blanche, jaune ou verdâtre de la face, et constituée par une lésion des fonctions nutritives et une altération du sang.

Cet état s'accompagne du trouble de la menstruation, dont le produit est altéré, de la circulation, de la nutrition, qui est imparfaite, d'où résulte la débilité générale, l'anémie, la décoloration à laquelle participent la membrane muqueuse de la vulve et du vagin. Il est souvent accompagné d'accidents nerveux (hystériques) variables par leur intensité et leur durée.

La chloro-anémie, dont l'histoire doit rester étrangère à notre sujet, ne peut être envisagée ici que comme cause générale de production ou comme imprimant aux lésions utérines un cachet spécial qui les distingue des autres formes de la même affection. Cette influence sur leur manifestation et leur durée est justifiée par ce que nous avons dit de l'action des causes débilitantes générales.

Toutes les causes qui sont susceptibles d'amener par leur persistance une sanguification imparfaite constituent des prédispositions à cette maladie ; telles sont : le tempérament lymphatique ; une vie trop sédentaire ; les habitations humides ou insalubres ; les passions tristes ; une nourriture indigeste ou trop peu substantielle ; l'usage de certains aliments, tels que les salaisons, les corps gras, etc., de certaines boissons telles que la bière épaisse, le cidre, etc. ; les époques orageuses de la première menstruation ou de la cessation du flux menstruel.

Cette affection est plus commune chez les filles que chez les femmes mariées, quoique nous l'ayons observée souvent chez ces dernières et même après la cessation des menstrues.

Nous avons constaté chez quelques filles vierges atteintes de phthisie tuberculeuse des ulcérations du col utérin. Outre la leucorrhée, qui est alors assez commune et qui doit être attribuée à l'état cachectique, on voit quelquefois chez de pauvres filles phthisiques éclater des symptômes d'ulcérations utérines dont nous avons maintes fois constaté l'existence. Généralement ces lésions nous ont présenté les caractères que nous assignons à la forme chloro-anémique.

Les ulcérations du col utérin qui sont liées à l'état chloro-anémique présentent des caractères distinctifs que nous devons faire connaître. Les principales dissemblances qu'elles offrent avec les formes que nous avons déjà décrites sont les suivantes :

Par rapport à leur siége. Ces ulcérations se manifestent, dans la grande généralité des cas, soit dans la cavité, soit dans le voisinage de l'orifice du col. Elles succèdent presque toujours au catarrhe utérin qui complique ordinairement la chloro-anémie alors même qu'il n'existe pas d'autre lésion utérine.

Par rapport à leur aspect. Elles affectent une forme qui les rapprochent de celles qui reconnaissent pour cause la diathèse lymphatique. Elles sont plates, molles, d'un blanc sale, leurs bords sont plus ou moins exhubérants ; le col est toujours plus ou moins boursoufflé, décoloré, mou et indolent ; la membrane vulvo-utérine est comme macérée par un écoulement variable pour la couleur, séreux ou séro-purulent, comme du petit lait, généralement abondant ; cette membrane depuis la vulve jusqu'au col est remarquable par sa décoloration.

Par rapport à leurs phénomènes sympathiques. La douleur des régions sacro lombaire', hypogastrique et ovarique manque le plus souvent, à moins de complication de dysménorrhée ; elle est généralement remplacée par un sentiment de malaise ou de pesanteur dans les lombes ou l'hypogastre qui augmente dans la progression et surtout lorsque les femmes se tiennent longtemps debout.

Symptômes

La décoloration des téguments avec des nuances variées depuis le blanc mat jusqu'au jaune verdâtre, est le signe le plus remarquable et le plus constant de cette maladie. Elle n'est pas circonscrite à la face, mais elle s'étend plus ou moins à toutes les parties du corps, et est généralement accompagnée d'une bouffissure qui tient à l'infiltration séreuse du tissu cellulaire qui se produit surtout aux paupières, à toute la face et aux extrémités inférieures. Le sang des chlorotiques étant privé de la quantité de fibrine qu'il contient dans l'état physiologique, le sérum y est en forte proportion. On conçoit dès lors comment le fluide sanguin ne peut plus exercer sur les tissus, cette influence vivifiante que lui donnent la fibrine et la partie colorante.

La faiblesse du système locomoteur est portée quelquefois à l'excès ; souvent elle est bornée à de la nonchalance, une extrême répugnance pour le moindre exercice, ou un état de langueur et une sorte de paresse qui fait que les malades redoutent toute espèce de déplacement.

Les troubles digestifs dépendent de l'atonie de l'estomac qui participe à l'état de faiblesse des autres organes. Les malades éprouvent généralement de l'inappétence, de la soif, des digestions laborieuses, de la constipation.

Les troubles circulatoires et respiratoires sont à peu près constants. Le pouls est petit, serré, quelquefois fébrile. Les battements du cœur sont irréguliers, souvent faibles ; on entend dans le cœur et dans quelques uns des principaux troncs artériels des bruits anormaux (bruits de souffle) qui s'étendent aux carotides et aux sous-clavières. La respiration participe ordinairement à la perturbation fonctionnelle de la circulation.

Les troubles de la menstruation. La menstruation est toujours plus ou moins dérangée dans la chloro-anémie. Tantôt les règles cessent de couler, tantôt l'écoulement dure un temps plus long que dans l'état normal, ou bien il y a des irrégularités, quant à leur retour. Cet état est souvent accompagné de dysménorrhée ou d'aménorrhée simple. Cette perturbation est toujours la conséquence de l'atonie générale et ne saurait être la cause de la chloro-anémie, comme semblent le croire beaucoup de médecins.

Lorsque les menstrues continuent, le sang qui coule de l'utérus est séreux, décoloré ; cet écoulement ne consiste plus

qu'en une exhalation sanguinolente, « si remarquable par sa
« fluidité, sa séparation en deux parties distinctes sur le linge
« qui le reçoit, savoir : en de la sérosité pure qui s'y étend
« à la manière de l'eau, et un liquide faiblement coloré qui s'y
« ramasse au centre, où il forme en séchant une tache ou
« des zones distinctes d'un brun sale. » [1]

Les troubles du système nerveux ne sont pas constants ; ils
s'observent le plus souvent chez les femmes et les filles des
hautes classes de la société. Les phénomènes hystériques présentent quelquefois une grande intensité, et sont généralement
refractaires à tous les moyens de traitement tant que les lésions
utérines ne sont pas modifiées.

Les deux observations suivantes sont destinées à montrer,
sous deux aspects différents, l'ulcère entretenue par l'état
chloro-anémique, chez une jeune fille vierge et chez une
femme mariée.

VIIe OBSERVATION.

*Ulcération du col utérin avec leucorrhée, entretenue par l'état
chloro-anémique, chez une jeune fille de 22 ans.*

Mlle ....., âgée de 22 ans, grêle et délicate, d'un tempérament lymphatique, a été réglée à 15 ans ; mais la menstruation s'est établie très-difficilement, et depuis cette époque
elle est irrégulière, faible, et son produit témoigne par sa couleur de l'altération du fluide sanguin. D'ailleurs Mlle .....

---

[1] Blaud, Mémoire sur le mal chlorotique, *Revue médicale*, 1852.

présente tout l'ensemble de la chloro-anémie : décoloration et œdème de la face et particulièrement des paupières; pâleur des lèvres, de la langue, de la caroncule lacrymale et de toutes les ouvertures muqueuses ; infiltration générale et particulièrement des extrémités inférieures; dyspepsie, constipation, palpitations, bruits de souffle du cœur et des carotides, dyspnée qui augmente dans la marche; faiblesse générale. Indépendamment de ces troubles fonctionnels, cette jeune fille est sujette, depuis plusieurs années, à des fleurs blanches, mais depuis 18 mois environ l'écoulement vaginal est considérablement augmenté, a pris une teinte jaunâtre prononcée et est accompagné d'une douleur obtuse profonde dans l'hypogastre, avec un sentiment pénible de pesanteur et d'embarras dans la région dorso-lombaire.

Ces accidents, qui se sont manifestés d'une manière progressive depuis 3 ans, ont été combattus à diverses reprises par des bains de riviere, des pilules de Vallet et quelques amers. Mais ces moyens n'ont apporté aucun changement dans la situation de la malade, autant parce qu'elle n'a pas mis de constance dans leur emploi, que par suite de la persistance des causes qui ont produit et entretenu sa maladie.

En effet, à la mort de son père, ancien officier retraité, arrivée il y a 3 ans, cette jeune personne est entrée dans une maison de commerce où elle est employée à la tenue des livres. Elle travaille depuis neuf heures du matin jusqu'à quatre heures du soir, et quelque fois plus longtemps, dans un petit bureau obscur situé au rez-de-chaussée, sur une cour humide. On conçoit dès lors l'influence fâcheuse qu'ont dû exercer sur cette organisation délicate, cette vie sédentaire, ce défaut d'air et de lumière, et une nourriture assez mal appropriée à son état de santé.

Le jour où nous fûmes appelé, cette jeune personne avait

été prise d'un accès de fièvre précédé d'un long frisson, qui l'avait forcée de revenir dans sa famille. Outre les symptômes généraux que nous avons fait connaître précédemment, nous trouvâmes cette jeune fille maigrie, très-faible, tombant en syncope quand on la mettait sur son séant. Le pouls était faible, fréquent, irrégulier, la peau froide. Il y avait perte d'appétit, constipation, insomnie, urines chargées d'urates.

Après avoir remédié à cet ensemble de phénomènes par un traitement approprié, et relevé les forces de la malade par un bon régime, nous nous sommes occupé de l'affection utérine. En pratiquant le toucher nous avons trouvé les parties externes et internes relâchées et très-humides; le col volumineux était mou, insensible; ses lèvres hypertrophiées étaient entr'ouvertes de manière à permettre l'introduction de l'extrémité du doigt. En introduisant un petit spéculum à deux vulves, ce qui n'offrit pas de trop grandes difficultés malgré l'intégrité de l'hymen, à cause de la laxité des tissus macérés par la sécrétion excessive de la membrane muqueuse, nous fûmes frappé de la décoloration de la vulve et du vagin. Le canal vulvo-utérin était inondé d'une humeur lactescente jaunâtre ; le col était volumineux, plus pâle que dans l'état normal ; autour de son orifice entr'ouvert s'étendait une large ulcération qui remontait dans sa cavité. La surface ulcérée dépassait un peu le niveau des parties voisines, avait un aspect blafard, et était couverte d'un mucus jaunâtre plus épais que la sérosité qui remplissait le canal vulvo-utérin. — *Injections avec la décoction de feuilles de noyer additionnée de sulfate d'alumine ; décoction légère de quina pour tisane ; pilules de sulfate de fer et de sous-carbonate de potasse, selon la formule de M. Blaud ; régime analeptique ; chocolat ferrugineux, vin de Bordeaux coupé avec l'eau naturelle de Spa.*

Sous l'influence de cette médication l'état de la malade s'améliora rapidement, et au bout de trois semaines elle put faire

quelques petites promenades, sans trop de fatigue ; mais l'ulcère
n'avait subi aucune modification. — *Continuation du traite-*
ment interne ; cautérisations de la lésion du col avec le ni-
trate acide de mercure ; dans l'intervalle , poudre de calomel
portée sur sa surface ; injections avec la solution de tannin
dans l'eau vineuse.

Grâce à ce traitement et aux cautérisations réitérées tous les
dix à douze jours, l'amélioration continua, mais d'une manière assez lente ; l'ulcère ne fut cicatrisé et la sécrétion morbide tarie qu'après quatre mois. L'état chloro-anémique résista
plus longtemps ; il ne se modifia que très-lentement sous l'influence de la médication tonique et iodo-ferrée , et l'observation
rigoureuse des lois hygiéniques. Ce ne fut que plus de six mois
après , que cette jeune personne fut entièrement rétablie, ayant
passé un mois à la campagne et une saison à Plombières , et
qu'elle put prendre la direction d'un pensionnat de demoiselles
dans une petite ville d'un département voisin.

VIII.e OBSERVATION.

Chloro-anémie remontant à plusieurs années, avec ulcération
chronique et polype du col, et prolapsus de la matrice, chez
une femme arrivée à l'époque de la cessation menstruelle.

En 1849 , nous fûmes appelé à N.... pour voir M.me ...,
qui était malade depuis plusieurs années , et avait déjà été
traitée à Paris d'une affection utérine chronique.

M.me ...., âgée alors de 50 ans environ , d'un tempérament
lymphatique, ayant eu 4 enfants, avait joui d'une bonne santé
jusqu'à l'âge de 40 ans. A cette époque, sans cause appréciable,
elle commença à perdre ses couleurs, son embonpoint et ses

forces. Ses règles, d'une régularité parfaite jusqu'à ce moment, devinrent moins régulières quant à leur retour périodique, et aussi relativement au sang perdu à chaque époque ; en même temps celui-ci s'altéra dans sa couleur. Malgré ce trouble fonctionnel, mis sur le compte de l'époque critique, Mme ....., vouée à la vie agitée du grand monde, ne changea rien à ses habitudes, recevant beaucoup de monde, prolongeant ses veilles, et allant régulièrement passer trois mois tous les hivers à Paris où elle fréquentait les bals, les soirées et les spectacles.

Cependant la perturbation s'étendit bientôt aux fonctions digestives, à la nutrition ; en même temps son teint se décolora de plus en plus, ses forces déclinèrent progressivement et Madame fut réduite à garder sa chambre ou son canapé, où elle restait étendue une partie de la journée. Lorsqu'elle sortait, même en voiture, elle éprouvait un sentiment de fatigue dans les lombes, du poids dans l'hypogastre et des tiraillements dans les cuisses, outre une extrême faiblesse qui lui faisait redouter la moindre course hors de son appartement.

Mme ...., ayant consulté en 1846 un médecin de Paris, celui-ci constata un engorgement du col de l'utérus avec abaissement de l'organe, et conseilla les moyens suivants : un repos absolu, des injections astringentes avec la noix de galle, un régime tonique et substantiel, des bains aromatiques, et ensuite des bains de mer pendant deux saisons.

C'est après avoir employé ce traitement que Mme ...., nous a fait appeler, huit mois après son retour de Boulogne où elle avait pris 40 bains de mer.

L'examen au spéculum nous révéla les désordres suivants : décoloration générale du canal vulvo-utérin qui sécrète une sérosité abondante, teintée en rose pâle ; col volumineux, fortement abaissé, mou, pâle, luisant, comme œdématié, légèrement entr'ouvert et livrant passage à une tumeur polypeuse du volume d'une aveline. Sur un des points de son orifice il existait une ulcération plate, d'un blanc mat, un peu exhubérante, du diamètre d'un franc et saignant au moindre contact; l'orifice du col donnait issue à un liquide séro-sanguinolent abondant, analogue à celui qui était fourni par la membrane muqueuse du vagin. — *Ligature de la tumeur polypeuse qui tombe le quatrième jour; injections avec une décoction aromatique et astringente; infusion de quassia-amara pour tisane; médication iodo-ferrée; régime substantiel; eau de Spa aux repas.*

Ces moyens ayant paru insuffisants au bout d'un mois; pour modifier l'état général de la malade et les lésions locales. — *Bains généraux avec addition de proto-tartrate de fer et de potasse, dite boule de Nancy; cautérisation de l'ulcération utérine avec le nitrate acide de mercure, réitérée toutes les semaines; continuation des injections, des amers et du régime analeptique.*

Sous l'empire de ce traitement qui fut suivi avec une grande constance par la malade, depuis le mois de juin jusqu'à la fin de septembre, la santé de Madame .... s'améliora progressivement: En effet, son teint se colora d'une manière sensible; en même temps son appétit et ses forces se rétablirent peu à peu sous l'influence d'un meilleur régime et d'un exercice modéré. L'ulcère du col utérin fut entièrement cicatrisé après 18 cautérisations. La sécrétion séreuse fournie par la membrane muqueuse vulvo-utérine étant tarie depuis la cicatrisation de l'ulcère, ou cessa les bains généraux et les injections; mais on dùt continuer pendant une partie de l'automne l'usage des amers des préparations iodo-ferrées et du régime tonique.

Madame .... étant partie au mois de décembre pour Paris, elle cessa toute espèce de traitement; et malgré le train de vie

qu'elle dût reprendre, elle continua à ressentir le bénéfice de
son traitement ; elle put en effet répondre à toutes les exigences
d'une maîtresse de grande maison, être en représentation constante, prolonger ses veilles, etc., sans que sa santé parut en
souffrir, au moins en apparence. Les événements du mois de
février 1848, ayant obligé Mme....; de quitter Paris, nous fûmes
appelé de nouveau vers la mi-mars par suite d'un petit accident
qui avait éveillé la sollicitude du mari de Madame ....; mais
l'exploration nous rassura sur les craintes d'une récidive exprimée par la malade; en effet, les organes utérins furent trouvés
dans un état très-satisfaisant, le col avait sa couleur et son
volume normal, l'ulcération était parfaitement cicatrisée, et la
sécrétion de la membrane vulvo-utérine était réduite considérablement.

Madame .... pouvait par conséquent être considérée comme
radicalement guérie, néanmoins nous lui conseillâmes un nouveau traitement par les amers, les bains alcalins qu'elle a
employé pendant les mois de mai et de juin et les bains de mer
au mois d'août suivant. Elle a suivi nos conseils, sans pourtant
renoncer à ses habitudes. La guérison de la lésion utérine ne
s'est pas démentie depuis, quoiqu'elle éprouve de temps en temps
quelques dérangements dans sa santé, ce qui n'arriverait pas
si elle avait le courage d'adopter un genre de vie plus conforme
aux nécessités de son âge et de sa santé.

Les deux observations d'ulcères chloro-anémiques que nous
venons de rapporter nous offrent deux nuances de la même
forme de cette maladie.

Dans la première, nous voyons une jeune fille devenue chlorotique sous la double influence d'une constitution grêle et
délicate, et d'une série de causes débilitantes: habitation in-
salubre avec privation d'air, de lumière et de mouvement,
toutes choses si nécessaires, surtout dans l'adolescence; nourriture de mauvaise qualité, passions tristes, etc.

La seconde, au contraire, nous présente un exemple de l'action puissante que finissent par exercer sur les meilleures organisations la vie frivole et énervante de ce qu'on est convenu d'appeler le grand monde, l'abus des plaisirs, la fréquentation assidue des bals, des soirées, des théâtres, enfin tout ce qui passionne si vivement les femmes impressionnables : les veilles prolongées, une nourriture plutôt excitante que tonique. Si on ajoute à toutes ces causes de débilitation l'influence exercée sur la santé de Madame..... par l'approche d'une époque toujours plus ou moins orageuse chez la plupart des femmes, on conviendra que si sa santé n'a pas été plus profondément altérée, et que son rétablissement ait été si prompt, on doit l'attribuer surtout au bon état antérieur de ses fonctions et à sa bonne constitution.

La première indication à remplir dans le traitement des ulcérations de forme chloro-anémique consiste à modifier l'état général et l'altération du sang, cause première du trouble des principales fonctions de l'économie, et à favoriser ensuite la cicatrisation des lésions utérines à l'aide d'un traitement local approprié.

Le modificateur le plus capable de relever le ton de tout le système et de remédier à l'altération du sang est le fer et ses préparations, que la plupart des auteurs mettent en tête de tous les autres par sa constante efficacité.

Nous ne répéterons pas ici ce que nous avons dit, dans la première partie, sur les diverses préparations de ce métal, non plus que les raisons que nous avons invoquées en faveur des préparations iodo-ferrées auxquelles nous donnons généralement la préférence dans le traitement de la chloro-anémie. Qu'il nous suffise d'ajouter que cette préférence est justifiée par les douleurs et les autres accidents que déterminent souvent les préparations ferrugineuses ordinaires lorsque la chloro-anémie est compliquée soit d'hystérie, soit de trouble des fonctions digestives, ainsi que cela arrive si souvent. Dans ce cas surtout la substitution de l'iodure ferreux aux préparations ferrugineuses est nécessaire et toujours utile.

Nous associons généralement à la médication iodo-ferrée les amers, tels que le houblon, la centaurée, le quassia, la gentiane, etc.; les toniques, tels que le sima-rouba, le quinquina; un régime analeptique; les bains aromatiques, salés ou alcalins; les bains de mer, surtout dans la convalescence; les eaux ferrugineuses naturelles, etc.

Dans le cas de complication de gastralgie nous donnons des pilules composées de: ℞ limaille d'acier, 4 grammes, nitrate de Bismuth, 2 grammes; cannelle, 2 grammes; extrait de gentiane, q. s. — Pour 40 pilules. — Une matin et soir.

Lorsqu'il s'agit de combattre la dysménorrhée ou l'aménorrhée qui complique quelquefois la chloro-anémie, nous associons le castoreum aux préparations ferrugineuses.

Le traitement local des ulcérations chloro-anémiques n'emporte rien qui lui soit particulier : Tout ce que nous avons dit à ce sujet dans les chapitres précédents s'applique à cette forme, qui ne réclame pas d'autres règles que celles que nous avons posées.

CHAPITRE TROISIÈME.

DES ULCÉRATIONS QUI RÉSULTENT D'UNE ACTION SPÉCIFIQUE ET DIATHÉSIQUE EN VERTU DE LAQUELLE S'OPÈRE LA DÉSORGANISATION DE L'ORGANE.

1.ʳᵉ Forme. — *Syphilitique.*

Le véritable chancre vénérien du col utérin est assez rare, au moins à l'état primitif; nous n'en avons pas vu un seul exemple dans les hôpitaux spéciaux où sont traitées les affections vénériennes. Dans notre pratique particulière nous n'en avons observé que deux cas, dont nous rapportons les observations, un primitif et l'autre secondaire. Le premier présentait tous les caractères de l'ulcère syphilitique; l'autre plus équivoque dans la forme, nous a paru lié à une syphilis constitutionnelle.

Suivant M. *Gibert,* l'ulcération syphilitique du col n'est pas aussi rare qu'on le croit généralement. Il pense que lorsque ce genre d'ulcération se développe sur le col utérin, il ne conserve pas son aspect caractéristique, qu'il finit par prendre la forme des ulcérations ordinaires; enfin qu'un ulcère vénérien passe à l'état d'érosion granuleuse lorsque sa durée se prolonge. Cette opinion nous paraît erronée, parce que rien ne semble justifier cette transformation, et qu'en la supposant vraie, il resterait à démontrer comment il peut se faire que ces ulcérations se cicatrisent sous l'influence d'un traitement local sans déterminer d'accidents secondaires. En effet, l'expérience prouve tous les jours, l'insuffisance de ce traitement dans les ulcères du pénis, puisqu'il ne conjure pas dans le plus grand nombre des cas l'explosion de phénomènes secondaires.

Les caractères habituels de l'ulcère vénérien du col utérin, qu'il soit primitif ou secondaire, sont les suivantes : ulcération variable pour l'étendue, mais généralement bornée, affectant de préférence une des lèvres du museau de tanche, plus souvent la postérieure, et toujours plus ou moins excavée ; bords élevés, irréguliers et indurés ; surface tapissée d'une couche jaunâtre ou grisâtre ; induration limitée à la lésion utérine, qui s'étend à tout le col, quand celle-ci est chronique. Ces ulcérations peuvent être multipliées ou isolées ; alors elles offrent chacune les caractères que nous venons de leur assigner ; elles sont susceptibles de se réunir en une seule ulcération, comme M. *Duparcque* en cite plusieurs exemples.

Ces ulcérations peuvent rester longtemps stationnaires sans
faire de progrès sensibles ; elles sont généralement très-rebelles
à tous les moyens de traitement autres que celui qui est approprié à leur nature spécifique.

IX.ᵉ OBSERVATION.

---

*Ulcère syphilitique primitif du col utérin , compliqué de
blenorrhagie , chez une jeune femme.*

Madame .... âgée de 25 ans, mariée depuis six mois environ,
a toujours joui d'une bonne santé. Elle se plaint depuis cette
époque d'un écoulement vaginal qui n'a été combattu que par
des bains et quelques boissons amères. Cette médication n'ayant
amené aucun changement nous fûmes consulté en 1836 par
son mari officier dans un régiment en garnison dans notre ville.
Cet officier nous avoua que peu de temps avant son mariage ,
son chirurgien-major l'avait traité par les pilules mercurielles
de *Sédillot* d'un ulcère vénérien ayant son siége dans le voisinage du méat-urinaire ; que celui-ci n'étant pas entièrement
cicatrisé au moment de son mariage , il l'avait cautérisé avec
le nitrate d'argent ; mais qu'après la chûte de l'escharre l'ulcère
avait reparu et n'avait difinitivement cédé qu'à un nouveau
traitement mercuriel

Il nous parut résulter de ces aveux que M.... avait communiqué la syphilis à sa femme ; lui ayant fait part de notre opinion , le jour même il fut procédé à une exploration au moyen
du spéculum. Le vagin, uniformément rouge, était le siége d'une
abondante sécrétion mucoso-purulente ; le col un peu injecté,
n'avait d'ailleurs subi nul autre changement ; son orifice était
très-légèrement entr'ouvert et laissait échapper un peu de suppuration. Dans son voisinage et sur la lèvre postérieure, il
existait une petite ulcération excavée, d'un gris jaunàtre , dont
les bords taillés à pic étaient engorgés.

Cet examen ayant dissipé tous les doutes sur le caractère syphilitique de cette affection, la malade fut mise immédiatement à l'usage *des pilules de proto-iodure de mercure, selon la formule de Ricord, de la décoction de salsepareille;* à titre de moyens locaux, nous conseillâmes *des injections avec l'eau de riz miellée, un bain tous les deux jours et un régime approprié.*

Ce traitement fut employé pendant environ six semaines et eut pour effet de modifier avantageusement la nature de l'ulcération. Dès lors, tout en continuant le traitement interne, la lésion utérine fut cautérisée toutes les semaines avec le nitrate acide de mercure. A la sixième cautérisation l'ulcère avait presqu'entièrement disparu, et après la huitième il était complètement cicatrisé.

Le traitement général eut une durée totale de 94 jours et amena la cessation de l'écoulement vulvo-utérin.

Xe OBSERVATION.

Ulcère syphilitique secondaire du col utérin, dont la nature avait été longtemps méconnue.

Mme ...., âgée de 35 ans, s'est mariée à 20 ans et a eu 2 enfants qui sont bien portants: ses couches n'ont d'ailleurs présenté rien de remarquable, et depuis sa santé n'a éprouvé aucune altération sensible. Trois ans avant l'époque à laquelle nous avons été appelé en consultation, (en 1838), elle se plaignit pour la première fois de fleurs blanches qui étaient accompagnées de douleurs dans les organes génitaux, augmentant par la marche, et d'ardeurs en urinant. Ces accidents furent combattus par des bains de siége, des injections émollientes et des préparations ferrugineuses. Ce traitement parut d'abord exercer une influence marquée sur l'écoulement vaginal ; mais il fut de nul effet sur les douleurs hypogastriques qui au lieu de diminuer , augmentèrent progressivement en se propageant dans les régions inguinales et ovariques. Une exploration au spéculum ayant fait constater l'existence d'une ulcération sur le col utérin , celle-ci fut cautérisée-pendant plusieurs mois avec le nitrate d'argent ; mais la lésion utérine s'étant montrée réfractaire à cet agent caustique , on lui substitua le nitrate acide de mercure sans plus de succès. L'orsque nous fûmes appelé en consultation le 11 février 1841 , Madame avait subi 35 cautérisa tions par le nitrate d'argent et 29 par le nitrate acide. Voici quel fut le résultat de l'examen au spéculum qui fut pratiqué en notre présence par le médecin ordinaire de la malade:

Vagin légèrement injecté et rempli de muco-pus ; col plus volumineux que dans l'état normal , injecté , douloureux et induré au point de jonction de sa lèvre postérieure avec le vagin. Dans le sillon qui sépare le col utérin du vagin , à gauche , on remarquait une saillie circonscrite , du diamètre d'une pièce de 50 centimes , formée par un engorgement de la membrane muqueuse et des tissus sous-jacents ; au centre de cette tumeur il existait une ulcération étroite , sinueuse , allongée , profonde , dont les bords indurés , rapprochés , laissaient voir en les écartant avec un stylet , une ulcération d'un gris jaunâtre. Dans cette état d'écartement , les bords de l'ulcère paraissaient épaissis et indurés. Cet examen qui avait été long et fatiguant pour la malade , n'avait excité que très-peu de douleur , mais avait provoqué un peu d'écoulement sanguin. Il nous avait permis de constater aussi l'existence sur la vulve de quelques petites végétations flétries. Ce symptôme , indépendamment des aveux du mari de la malade , qui nous apprit qu'il avait subi avec sa femme , 4 ans auparavant , un traitement anti-syphilitique pour un chancre vénérien qu'il lui avait communiqué , nous confirma dans l'opinion que nous avions exprimée déjà , que l'ulcération utérine avait le caractère vénérien. Le médecin ordinaire de la malade s'étant rangé à notre avis , le traitement suivant fut arrêté : (*Solution d'iodure de potassium dans la proportion de 20 grammes d'iodure pour 500 grammes d'eau distillée, administrée à la dose de 15 grammes matin et soir, dans un verre de tisane de salsepareille ; injections astringentes avec le sulfate d'alumine ; applications topiques de calomel sur l'ulcère utérin*). Ce traitement fut suivi sous la direction de notre confrère pendant deux mois. Une nouvelle exploration pratiquée alors nous prouva qu'il avait heureusement modifié la situation de la malade ; cependant comme la cicatrisation de l'ulcère utérin n'avait fait aucun progrès, nous proposâmes sa cautérisation avec un bouton de feu, ce qui fut pratiqué le lendemain. Depuis ce moment on continua la cautérisation avec le fer rouge tous les dix jours, ainsi que le traitement interne. Sous l'influence de cette double médication la cicatrisation fit des progrès rapides, et Madame était complètement guérie à la fin du mois de juin 1841, après moins de cinq mois de traitement.

D'après ce qui précède nous croyons donc pouvoir formuler les propositions suivantes :

1.° Les ulcères syphilitiques du col utérin sont assez rares ;

2.° Ils sont plus souvent primitifs que secondaires ;

3.° Leurs caractères distinctifs ne diffèrent pas essentiellement de ceux qui se manifestent sur les organes génitaux externes ;

4.° Réprimés ou cautérisés au moyen des caustiques, ils sont susceptibles, comme ceux du pénis, de manifestations syphilitiques secondaires, quand ils n'ont pas été modifiés par un traitement spécial ;

5.° Abandonnés à eux-mêmes, ils peuvent bien perdre une

partie de leurs caractères primitifs par l'altération des tissus qui en sont le siége, mais nous ne croyons pas à leur transformation, ni qu'ils puissent jamais affecter l'aspect que nous avons assigné à la forme inflammatoire ;

6.° Enfin la seule méthode rationnelle de traitement consiste dans l'emploi des moyens capables de modifier leur nature vénérienne, qui doivent, selon nous, précéder l'emploi des caustiques, quoique nous croyons le concours de ces derniers fort utile dans la plupart des cas.

2.ᵉ Forme. — *Cancéreuse.*

Causes.

Des auteurs modernes tels que MM. *Lisfranc, Mellier* [1] pensent que l'ulcère cancéreux de la matrice, peut être la conséquence de l'inflammation ou de la congestion de cet organe. Nous croyons avec MM. *Robert Lée, Téallier* [2], *Bonnet*, etc., que dans aucun cas l'ulcère cancéreux de l'utérus ne saurait être rapporté à l'inflammation ; que ses prédispositions ou la diathèse en constituent la seule cause organique ; que la maladie se développe souvent spontanément par l'effet de sa seule puissance d'évolution ; que parfois certaines influences extérieures viennent mettre en jeu la diathèse et donner l'impulsion à la prédisposition ; mais que ces causes déterminantes n'ont rien de spécial, et qu'elles ne diffèrent point de celles qui produisent la généralité des maladies.

Symptômes et marche.

Au début de la maladie, l'ulcère cancéreux primitif se présente sous le même aspect que la simple érosion de la mem-

---

[1] Considérations pratiques sur le traitement des maladies de la matrice, in mémoires de l'acad. de médec. tom. 2, page 330.

[2] Du cancer de la matrice, etc., Paris, 1836.

branc muqueuse ; ce n'est qu'après une durée plus ou moins
longue qu'il se dessine par des traits qui lui sont propres.

L'ulcère peut débuter par l'orifice ou par la surface externe
du col utérin. Dans le premier cas, c'est ordinairement la
preuve de la préexistence d'une ulcération dans la cavité du
col. Dans l'un comme dans l'autre cas, la maladie se présente
avec ou sans induration, sous la forme d'une ulcération avec
perte de substance, à fond grisâtre, plus ou moins anfractueux,
à bords inégaux, exhalant une odeur nauséeuse, fétide et très-
caractéristique.

Dans l'immense majorité des cas, les premiers symptômes
de la maladie sont des écoulements d'un liquide sanguinolent,
séreux ou blanchâtre par le vagin avec sensation de gêne ou
de douleur plus ou moins vive autour et dans l'intérieur du
bassin.

L'ulcère cancéreux de la matrice n'est accompagné ni de
gonflement considérable, ni d'induration profonde ; sa surface
est couverte d'une couche grisâtre, quelquefois ardoisée,
comme inorganique, qui se détache, et se renouvelle sans
cesse. Il affecte plus fréquemment la lèvre postérieure et
surtout l'orifice utérin que la lèvre extérieure. Souvent il se
montre entre les deux lèvres du col, et occupe exclusivement
l'extrémité vaginale de la cavité utérine. C'est alors que faisant
des progrès de bas en haut et de dedans au dehors ; il peut
évider la matrice, suivant l'expression de *Lisfranc,* et réduire ses parois ; dont la face externe a une couche fort mince.
Si on absterge l'ulcère, son fond peu douloureux paraît d'un
blanc grisâtre ; ses bords inégalement découpés, sont légèrement indurés et résistants.

A une période plus avancée, les bords de l'ulcère sont dé-
chirés avec des anfractuosités plus ou moins profondes, in-

durés, saignants et fournissant quelquefois des hémorrhagies dangereuses. De toute la surface ulcérée, il s'élève parfois des végétations fongueuses, mollasses, saignantes, fournissant une sérosité putride, un ichor sanieux, d'une odeur fétide *sui generis*, ou un putrilage ayant l'aspect du plâtre gris gâché ; d'autrefois au lieu de végétations, c'est une destruction profonde et étendue des tissus qui ronge et emporte souvent le col tout entier ou même une partie de la matrice.

Le désordre ne se borne pas toujours à l'utérus, il envahit souvent le vagin, la vulve, la vessie, le rectum. Tous ces organes ne forment plus alors qu'un vaste cloaque où viennent se mêler et se confondre avec les détritus cancéreux, l'urine et les matières fécales.

Comme nous n'avons à nous occuper ici que de l'ulcère cancéreux primitif, nous devons nous attacher surtout à présenter les signes diagnostics au moyen desquels on peut distinguer les ulcères cancéreux des autres ulcérations utérines qui font l'objet principal de ce travail.

Caractères différentiels. La ligne de démarcation qui sépare les ulcérations cancéreuses du col de la matrice, à *leur* début, des ulcérations d'une étiologie différente, n'est pas tellement facile à déterminer qu'on ne puisse commettre souvent des erreurs de diagnostic. Ces difficultés sont, en effet, très-grandes, et il est arrivé à des praticiens très-exercés de méconnaître la nature d'ulcérations cancéreuses récentes par la similitude qu'elles présentaient avec l'ulcère non cancéreux. Mais si l'erreur est possible au début, la marche et le développement progressifs, l'influence exercée par le traitement local et général éclairent bientôt le diagnostic. Indépendamment de l'aspect de l'ulcère non cancéreux qui reste longtemps stationnaire, ou dont les progrès sont généralement très-lents, s'il prend une étendue plus considérable, sa forme ni sa couleur ne se modifient pas d'une

manière sensible, et alors un traitement approprié le ramène
bientôt à de meilleures conditions.

L'ulcère cancéreux ne se comporte pas de la même manière : en effet, ses progrès sont incessants et quelquefois très-
rapides ; son aspect devient tous les jours plus caractéristique ;
sa surface secrète un ichor sanieux, souvent très-abondant ;
et cette sécrétion exhale une odeur fétide particulière. Cette
odeur est même si caractéristique qu'elle suffit, à elle seule,
à établir le diagnostic. Dans les ulcérations scrofuleuses l'écoulement peut contracter une odeur fétide, soit par défaut de
propreté, soit par la nature de la sécrétion ; mais elle n'approche
jamais de celle du cancer utérin. Examiné au spéculum, l'ulcère cancéreux présente une surface irrégulière, anfractueuse,
comme déchiquetée, couverte soit de granulations fongueuses,
soit d'une matière pultacée grisâtre, ardoisée.

L'ulcère cancéreux est réfractaire au traitement le plus méthodique, et il est d'une observation constante que les cautérisations au lieu de favoriser la guérison accélèrent les progrès
de la dégénérescence cancéreuse. Quelques médecins prétendent que la cautérisation avec le fer rouge est indiquée lorsqu'au moyen d'une seule cautérisation profonde, on peut détruire tous les tissus malades, et qu'on substitue alors à un
ulcère de mauvaise nature une plaie susceptible de cicatrisation, mais l'expérience de tous les médecins prouve que cette
pratique est mauvaise, et notre expérience personnelle nous a
fourni plusieurs faits à l'appui de cette assertion.

Si le diagnostic est quelquefois obscur au début d'une ulcération cancéreuse, il ne saurait y avoir la moindre incertitude
sur sa nature, lorsqu'elle est devenue profonde, anfractueuse,
qu'elle fournit une sanie purulente, grise, rougeâtre, fétide,
et surtout lorsque la dégénérescence faisant des progrès s'est
étendue aux parties voisines.

Traitement.   Nous ne croyons pas que la science possède de remède efficace contre le cancer. Les faits rapportés par les auteurs de guérison d'ulcérations prétendues cancéreuses de l'utérus par l'*iodure de potassium*, la *ciguë* ou toute autre substance, se rapportent surement à des lésions qui n'avaient pas le caractère cancéreux. Nous avons dit ce que nous pensions des *cautérisations profondes*, comme méthode de traitement ; nous ajouterons qu'elles ne nous paraissent même pas applicables dans le cas où la dégénérescence est fort peu étendue et parfaitement limitée. Cette proscription d'une méthode préconisée par des auteurs recommandables, et entr'autres par M. *Téallier*, nous paraît suffisamment justifiée à nos yeux par plusieurs exemples qui nous ont parfaitement édifié sur le danger de ces cautérisations, dans des circonstances où elles paraissent pourtant parfaitement indiquées. Entr'autres faits nous nous bornerons au suivant :

XIe OBSERVATION.

Ulcère cancéreux du col utérin dont l'issue funeste a été
précipitée par la cautérisation.

Madame..... âgée de 45 ans, encore réglée, ayant eu un seul enfant dix ans auparavant et jouissant d'ailleurs d'une bonne santé, s'adressa en arrivant à Metz à un de nos honorables confrères, qui constata l'existence d'une ulcération parfaitement circonscrite et de médiocre étendue sur la lèvre postérieure du col utérin. Il pratiqua un certain nombre de cautérisations avec le nitrate d'argent fondu ; mais comme il lui sembla, au bout de deux mois environ, que l'ulcère s'était étendu, que son aspect ne se modifiait pas et que les douleurs obscures et profondes, partant du fond de la cavité pelvienne, devenaient plus vives et plus permanentes, il provoqua une consultation à laquelle nous fûmes appelé.

L'aspect grisâtre de l'ulcère, ses bords frangés, la fétidité de la sécrétion morbide, la nature des douleurs, et la résistance de la lésion utérine aux moyens de traitement qui avaient été employés, nous persuadèrent que l'ulcération était de nature cancéreuse. Cette opinion étant partagée par les autres confrères, M... se décida à conduire sa femme à Paris.

Deux chirurgiens éminents de Paris, qui furent réunis en consultation, confirmèrent notre diagnotic et proposèrent de cautériser profondément l'ulcère utérin avec le cautère actuel, cette pratique leur paraissant suffisamment justifiée par le peu d'étendue de la lésion cancéreuse et aussi par l'état général de la malade qui était très-satisfaisant. Cette cautérisation fut pratiquée immédiatement au moyen d'un cautère olivaire d'un très-fort calibre, et prolongée de manière à produire une escarrhe assez profonde pour comprendre toute l'épaisseur des tissus malades. L'opération fut très-douloureuse, et développa quelques accidents sympathiques vers les organes voisins et l'estomac. L'escarrhe fort épaisse ne se détacha qu'au bout de 15 jours, et sa chute fut suivie d'une hémorrhagie assez abondante.

Ce ne fut que plus de deux mois après que nous fûmes appelé pour juger du résultat de cette opération. Il était déplorable : au lieu d'une ulcération circonscrite, nous avions sous les yeux un vaste ulcère, d'un gris ardoisé, qui avait détruit une partie du col et fait disparaître son orifice, et qui fournissait une sanie sanguinolente d'une extrême fétidité ; la constitution de la malade avait subi une altération profonde, toutes les fonctions participaient plus ou moins à la perturbation générale ; elle était d'une extrême faiblesse ; ne quittait presque plus son lit, et ne dormait qu'à l'aide des opiacés. Bref sa situation empira de jour

en jour et elle succomba, 4 mois après la cautérisation, avec
tous les symptômes de la cachexie cancéreuse.

Nous n'avons eu recours nous-même qu'une seule fois à la
cautérisation avec le fer rouge, dans une circonstance analogue, chez une femme de 30 ans qui semblait réunir aussi les
meilleures conditions pour le succès de cette opération. Mais
l'issue en ayant été aussi rapidement funeste que dans le cas
que nous venons de rapporter, nous avons renoncé depuis à
cette pratique.

Il résulte de ce qui précède, que dans notre opinion il
n'existe pas de traitement curatif de l'ulcération cancéreuse du
col utérin; que les indications que présente le traitement pal-
liatif consistent: 1.° à ralentir autant que possible la marche
de la maladie; 2." à modérer les douleurs, les hémorrhagies
et les écoulements sanieux; 3.° à soutenir les forces et à re-
tarder les progrès de la cachexie cancéreuse.

Pour remplir la première et la dernière indications, autant
au moins qu'il est permis de l'espérer des ressources si bornées
de notre art, il faut soustraire l'organe malade à toutes les
causes d'excitation ou d'irritation, en prescrivant la continence,
du repos ou un exercice modéré, le séjour à la campagne,
un régime substantiel approprié, l'usage de quelques amers et
même des toniques quand l'état de la constitution réclame
l'emploi de ces agents.

Des bains émollients, des injections de même nature avec
les décoctions de guimauve, de morelle, qu'on rend plus cal-
mantes par l'addition des opiacés, quand il s'agit d'atténuer les
douleurs locales ou sympathiques, ont aussi pour effet d'en-
traîner les matières sécrétées par les ulcérations et dont le
séjour est une cause d'irritation permanente pour les organes
génitaux. Lorsque les douleurs sont très-vives ou permanentes

et qu'elles privent les malades de sommeil, on a recours alors aux narcotiques à l'intérieur. Dans ce cas, nous donnons la préférence au chlorhydrate de morphine.

L'usage des astringents sous forme d'injection est indiqué quand il faut modérer les hémorrhagies; le degré d'énergie de ces agents thérapeutiques doit être en rapport avec l'intensité des pertes. Ainsi, on peut d'abord leur opposer le seigle ergoté à l'intérieur avec l'emploi simultané des injections dans les quelles on fait entrer le ratanhia, le cachou, le tannin, le sulfate d'alumine. Dans d'autres circonstances on se trouve bien pour modérer les hémorrhagies, de l'usage interne de la liqueur hémostatique de *Léchelle* ou de la limonade sulfurique, et des applications froides ou glacées à l'extérieur, des lavements froids. Enfin dans des cas plus graves, lorsque les hémorrhagies, par leur abondance ou leur persistance, mettaient en danger la vie des malades, il nous est arrivé de recourir à la cautérisation par l'acide sulfurique affaibli, ou au tamponnement au moyen de la glace introduite dans une vessie.

Pour atténuer la fétidité exhalée par la sanie purulente de quelques ulcères, nous sommes dans l'usage d'employer des lotions et des injections avec de l'eau additionnée de chlorure d'oxide de sodium.

FIN.

TABLE DES MATIÈRES.

DEUXIÈME PARTIE.

Chapitre premier.

DES ULCÉRATIONS PAR CAUSE LOCALE.

Ire OBSERVATION.

IIe OBSERVATION.

IIIe OBSERVATION.

Chapitre deuxième.

DES ULCÉRATIONS DONT LA MANIFESTATION OU DONT LA PERSISTANCE DOIT ÊTRE ATTRIBUÉE A UNE CAUSE GÉNÉRALE, DIATHÉSIQUE NON SPÉCIFIQUE.

IVe OBSERVATION.

Ve OBSERVATION.

VI.ᵉ OBSERVATION.

VII.ᵉ OBSERVATION.

VIII.ᵉ OBSERVATION.

Chapitre troisième.

DES ULCÉRATIONS QUI RÉSULTENT D'UNE ACTION SPÉCIFIQUE ET DIATHÉSIQUE EN VERTU DE LAQUELLE S'OPÈRE LA DÉSORGANISATION DE L'ORGANE.

IX.ᵉ OBSERVATION.

X.ᵉ OBSERVATION.

XI.ᵉ OBSERVATION.

METZ. — TYPOGRAPHIE DE VERRONNAIS, RUE DES JARDINS, 14.

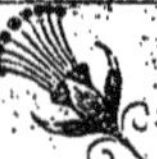

AIDE-MÉMOIRE

MÉDICO-LÉGAL

DE L'OFFICIER DE SANTÉ

DE L'ARMÉE DE TERRE,

Ouvrage dans lequel sont traitées toutes les questions de droit relatives à la Médecine militaire, à l'Opération médicale du Recrutement, et aux devoirs que les Officiers de santé ont à remplir dans les diverses positions où ils sont placés;

PUBLIÉ AVEC AUTORISATION DU MINISTRE DE LA GUERRE, ET ENCOURAGÉ PAR LE CONSEIL GÉNÉRAL DES ARMÉES.

PAR F.-C. MAILLOT,

Ancien Médecin en chef de l'hôpital de Bône, Professeur à l'hôpital militaire d'instruction de Metz, Chevalier de la Légion-d'Honneur, etc.,

ET J.-A.-A. PUEL,

Médecin ordinaire attaché à l'état-major de la 5.ᵉ division militaire, membre titulaire de la Société des Sciences médicales de la Moselle, associé correspondant des Sociétés impériales de Médecine de Marseille, Toulouse, etc. — Metz, 1842. Prix : 6 fr.

MÉMOIRE SUR LA SYPHILIS,

Couronné par la Société impériale de Médecine de Marseille; par *J.-A.-A. Puel*; 1 vol. in-8.º — Marseille, 1827. Prix : 2 fr. 50 c.

Manuel réglementaire,

A l'usage des Officiers de santé militaires, suivi de l'Instruction du 14 août 1837, sur le Service des Hôpitaux militaires d'instruction et de perfectionnement; par *J.-A.-A. Puel*; 1 vol. in-8.º — Metz, 1837. Prix : 6 fr.

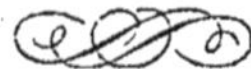
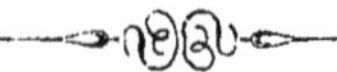
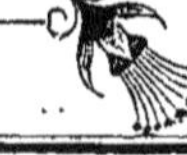

www.ingramcontent.com/pod-product-compliance
Ingram Content Group UK Ltd.
Pitfield, Milton Keynes, MK11 3LW, UK
UKHW020849120726
13693UKWH00002B/892